U0247341

在华汉学家游记译丛

伯驾 Peter Parker 著

王海 王红波 王秀芬 译

伯驾广州行医记

CCTP
Central Compilation & Translation Press

中央编译出版社

图书在版编目（CIP）数据

伯驾广州行医记／（美）伯驾著；王海，王红波，
王秀芬译. —北京：中央编译出版社，2024.4
　　ISBN 978-7-5117-4487-6

Ⅰ.①伯…　Ⅱ.①伯…②王…③王…④王…
Ⅲ.①医疗保健事业 – 史料 – 广州 – 近代　Ⅳ.①R199.2

中国国家版本馆 CIP 数据核字（2023）第 163512 号

伯驾广州行医记

责任编辑	郑永杰	
责任印制	李　颖	
出版发行	中央编译出版社	
网　　址	www.cctpcm.com	
地　　址	北京市海淀区北四环西路 69 号（100080）	
电　　话	（010）55627391（总编室）　（010）55627312（编辑室）	
	（010）55627320（发行部）　（010）55627377（新技术部）	
经　　销	全国新华书店	
印　　刷	北京文昌阁彩色印刷有限责任公司	
开　　本	787 毫米×1092 毫米　1/32	
字　　数	201 千字	
印　　张	13.625	
版　　次	2024 年 4 月第 1 版	
印　　次	2024 年 4 月第 1 次印刷	
定　　价	88.00 元	

新浪微博：@中央编译出版社　微　信：中央编译出版社(ID: cctphome)
淘宝店铺：中央编译出版社直销店(http://shop108367160.taobao.com)
　　　　　（010）55627331

本社常年法律顾问：北京市吴栾赵阎律师事务所律师　闫军　梁勤
凡有印装质量问题，本社负责调换，电话：（010）55627320

目　录

出版说明

在华汉学家游记译丛:《伯驾广州行医记》(*The Quarterly Reports of the Ophthalmic Hospital at Canton*),作者［美］伯驾 (Peter Parker,1804—1888);《郭实猎旅行记》(*Journal of Three Voyages along the Coast of China, in 1831, 1832, and 1833, with Notices of Siam, Corea, and the Loo-Choo Islands*),作者［德］郭实猎 (Karl Freidrich August Gutzlaff,1803—1851);《丝绸与绿茶之乡见闻》(*A Glance at the Interior of China Obtained during a Journey through the Silk and Green Tea Districts*),作者［英］麦都思 (Walter Henry Medhurst,1796—1857),作者均为 19 世纪来华传教士汉学家。译者在将其文本翻译成中文的过程中,发现某些史料引用有误,个别观点欠妥,做了一定删减,尚希明鉴。

中央编译出版社编辑部
2023 年 7 月

在华汉学家游记译丛（《丝绸与绿茶之乡见闻》《伯驾广州行医记》《郭实猎旅行记》）由广东外语外贸大学新闻与传播学院资助出版。

该译丛为广东外语外贸大学基地重大项目"在华英文报刊汉学习得文献翻译与研究"（19JDZD04）成果。

引言：1827 年至 1832 年澳门眼科医局简要报道

在广州的西方人为当地人治病、防疫的善行；中国人书写的 13 封感谢信的英译。1827 年至 1832 年澳门眼科医局的简要报道。——广东一名慈善家，1834 年

"善行是伴随人类文明进步的所有美德中最实用和最友好的，善行的影响力能辐射整个人类。无论患者是白人还是黑人，自由人还是奴隶，犹太人还是伊斯兰教徒，基督徒还是野蛮人，善行时刻准备着在所惠及的范围内救济人们。没有哪个阶层的个体能像医生那样有如此多的行善机会。技术娴熟、经验丰富的外科医生或者内科医生无论在哪里，都会受到患者的称颂与欢迎，被患者视为希望与慰藉

的使者。作为眼科医生，要尊重各方不一样的意见，才能与各方处于和睦状态。眼科医生所有的时间、精力和才华都须投入救死扶伤的事业中，因为人生难免为病痛所困扰。"以上就是这本书的作者撰写的开头语，他在书中介绍了所记录的医院行医过程。作者以相同的叙述方式补充道：

1826 年，澳门眼科医局的创始人郭雷枢先生①接受委派，任英国在华商行（The British Factory in China）的外科医生，并在两年后着手治疗当地前来求医的穷苦患者。从此，各类瘟病都在郭雷枢的研究范围内。他很快便发现，当时本土医生无法治疗眼病，而眼病是中国劳动阶层的多发疾病。于是，郭雷枢先生决定致力于眼科医学。1828 年，他在澳门租赁一间公寓，用于接收眼病患者，为他们实施必要的手术，帮助他们恢复视力。整个广东省的舆论都

① 郭雷枢先生（Thomas R. Colledge, 1796—1879），又译加律治，英国人，英国东印度公司外科医生。1827 年，郭雷枢在澳门设立眼科医局。1838 年，郭雷枢与伯驾、裨治文在广州合作创办在华医务传道会（Medical Missionary Society in China）。郭雷枢担任该会会长 40 年，在英国逝世。

在谈论澳门眼科医局，病患亲友以及感受到郭雷枢先生妙手回春之医术的患者都赞不绝口，感激万分。下面的内容是从写给郭雷枢先生的众多感谢信中翻译而来，从中可见患者的感激之情。

我特别留意其中一封信，蔡晔间接向我提及对医生治好自己手臂骨折的感激之情。信中谈到事故的原因，服务于英国东印度公司的一位船长所骑的马突然失控，当时蔡晔正行走在（澳门）附近的窄路上，这匹马突然朝他冲过来并将他撞倒在地。不幸的是，蔡晔根本来不及后退或者拦住马匹，他的手臂因此骨折。事故发生后不久，郭雷枢先生碰巧到了现场。围观的中国人认出他。郭雷枢医生照顾患者，直到其手臂康复。如果没有郭雷枢的及时救治，中国官员无疑会找船长麻烦并罚款，或者逮捕他、审讯他。不过，郭雷枢治愈了蔡晔的手臂骨折，避免了这些麻烦。在很多类似的事件中，我选择郭雷枢医生的善举来说明，在本地区，人们在人道主义行为和善举方面已经做得很好，而且可能将做得更好。

在宣扬为实现此宏伟目标所实施的举措中，我将叙述在澳门眼科医局发生的病例详情。谨慎而稳健的医院创始人严格遵循最初为医院设立的制度，将患者放在第一位，且始终以科学、专业的态度对待患者，避免在医院发生一些可怕的事情。但是，时间流逝，一位中国老人在与郭雷枢先生交谈时突然倒地身亡。这种突发情况令人始料不及，中国人的偏见及严苛的法律让人警醒。然而，郭雷枢先生沉着冷静，他立刻锁上死者所在房间的房门，随身携带钥匙并派人通知附近之州同（清代知州的佐官）。这位官员收到消息后很平静，鉴定死者的情况，表示既无意索取赔偿金也不会找医院的麻烦。同样值得记录的是，尽管告知患者郭雷枢先生已请求州同来调查案情，但事故发生后并没有患者离开医院。相反，当时医院床位已满，每个患者都自愿作证，证明死者在医院里接受到很好的治疗。两位康复期的患者护送逝者遗体回到其家乡，葬礼结束后返回医院。

作者随后简要介绍一位叫胡六的勇敢的中国农

民。约 4 年前，胡六被送往英国。这个可怜人受尽肿瘤的折磨，无论外用还是保健的治疗方法都疗效甚微。而郭雷枢先生认为可以摘除肿瘤，但胡六在手术中身亡。被摘除的肿瘤重达 56 磅。我们的手册不会包含最简要的病例，但这个病例非常特殊。因此，我们应当为读者提供机会，让他们尽早了解我们所收集的各种特别病例。

在工作的过程中，慈善家郭雷枢注意到在中国人中推广疫苗的亚历山大·皮尔逊先生（Alexander Pearson esq.）以及会同广东诊所义务行医共举善行的医生们。提到中国的疫苗接种情况，我们须向读者推荐《中国丛报》（*The Chinese Repository*, 1832—1851）第二卷（第 35 页）刊登的皮尔逊医生撰写的文章。《中国丛报》第二卷（第 270—276 页）还刊登了关于澳门眼科医局和广东诊所的概况。英国东印度公司负责支付来自社会各阶层雇员的开支费用。他从第三者的角度写道："作者的观点与慈善家的愿望一致，皮尔逊医生将疫苗引介到中国这个善举，给予他希望。广州眼科医局的运营将由此开始，产生平和、文明以及人道的影响力。希望这将促成中国和欧洲国家在独立和友好的基础上进行往来。"

　　细读手册会发现，截至 1832 年 10 月，4000 多名贫苦的中国患者的疾病得到治疗，病情得到缓解，郭雷枢先生的善举让很多人恢复视力，重见光明。医院的成功很快吸引外国团体的注意，很多人慷慨解囊，自愿出资支持这一善举。捐赠情况如下：1828 年，捐赠额为 370.02 美元；1829 年，捐赠额为 1213.95 美元；1830 年，捐赠额为 2102.14 美元；1831 年，捐赠额为 1613.64 美元；1832 年，捐赠额为 1900.21 美元；1833 年，捐赠额为 246.74 美元。1832 年到 1833 年冬，皮尔逊医生离开中国，因此郭雷枢先生要承担更多的工作量。这迫使他放弃治疗中国患者，并关闭迄今为止获得巨大成功的诊所。这样的情况使得公众认为自己对这样的善举怀有义务，他们以一种有趣的方式匆忙拼凑出广州眼科医局简介。简介的结束语表明郭雷枢先生获得的赞誉。郭雷枢说："在能力所及范围内，我会派遣一批仁慈的外科医生到中国，对此我有足够的信心，我将怀着希望与慰藉而死去。25 年后，我的愿景必将成为现实；现存的巨大障碍、人们的无知和偏见届时都将荡然无存。我们将看到中欧人民之间的相互信任与尊重：看到中国人将对当今存在的偏见感到惊诧，而对这些偏见是否存在感到怀疑。在整个 19 世纪，对他们的历史性纪录将被视为传奇或浪漫主义。"

对于尚未了解这一事实的读者而言，他们将会因获悉这样的史实而感到满意："英国著名艺术家乔治·钱纳利先生（George Chinnery esq.）居住在澳门，他得到郭雷枢先生的同意，将其人道主义善行作为画作的主题，将绘画与历史结合起来。激起这位艺术家创作灵感的情景如下：一位因白内障而失明的中国老夫人，由 14 岁的儿子搀扶着，前来向郭雷枢先生求医。手术非常顺利，患者现在处于康复期，准备离开澳门。这幅画作描绘的正是郭雷枢先生为老夫人的眼睛进行最后一次检查，转身之际，手还放在老夫人的前额上，面向身旁作为'翻译'的老仆，指导这位仆人如何照顾老夫人和保护已恢复的视力。老夫人的儿子准备了一块牌匾及一封感谢信来表达对郭雷枢先生的感激之情。这些情景都包含在画面上递交的动作中。画作背景中：一个眼部缠着绷带的男人坐在地板上，他也接受了白内障手术，等待郭雷枢先生进行下一步处理。背景中出现的房间是郭雷枢先生的眼科医院。威廉·丹尼尔先生（William Daniell, esq. R. A.）拥有这幅画作，我认为当这幅画作完成时，无论将它悬挂在宫廷的墙壁之上，还是普通人家的房间内，都能引人注目，因为善行与同情必然为人们留下美好而永恒的印象。"

目前的叙述就以郭雷枢先生写给律劳卑爵士（Lord Napier）的信函作为结尾，信中对在华医务工作者服务方式提出的建议最为宝贵。这些信的部分内容将出现在下一章中。所摘选信件中还有出院的患者及其家属写来的感谢信。我们对医院的看法在前文已作陈述。在此，我们对医院的关闭表示遗憾，同所有热爱这家医院的人一样，我们衷心盼望医院能够早日重开。照顾4000名中国患者并不是一件轻松的工作，而对于接手这项工作的人来说，必须做好迎接各种困难的准备。与此同时，他们所做的工作亦是神圣的。部分感谢信摘录如下。

一

家住兴宁县的李光哲、隋杰恒和曹阿蒙的感谢信。

我们毕生大部分时间都只能待在家中，不辨日夜，也不能分辨酸甜苦辣。我们长期忍受失明之苦，偶然听闻您，久负盛名的英国医生，医术高超，行善治病，治疗许多眼疾患者。

我们在您的医院接受治疗，短短数月之后便重见光明。我们无比信赖您的仁心仁术，对您的感激之情天地可鉴。愿您福泽绵延，福如东海，财源广进。

如今我们满怀感激之情回到家人身边，您的大恩大德何以为报？只有来世做牛做马以报恩德。全家都心怀感激，在此我们敬上这封感谢信，对医生的妙手仁心感激不尽。

道光十一年五月六日

二

来自新会县的刘阿奇、刘阿浩和靳阿旺的感谢信。

我们三人双目失明，不辨昼夜，无意间听闻一位英国医生妙手仁心，他的善心善行享誉四海。他慷慨施药，提供食宿，且事无巨细一一照应。我们专程前来求医，不出数月我们的视力便恢复如初。我们对医生所做的一切深表感激，如今我们即将返乡，再次表达我们的感激之情。不知何时才能报答此恩情。大恩大德，没齿难忘。愿医生幸福安康，富贵荣宁。

三

臧阿立在此向您道别，并向最伟大的医生、老师及恩人致以最诚挚的感谢。

我自幼罹患眼疾、视力不佳。有幸得遇医生您，以娴熟的技巧与慈悲的医德悬壶济世。在切除少许将近透明的表皮、去除出血根源、穿透反射瞳孔、释出绿色液体后，终于拨开云雾，有如月亮重现天际。您不辞辛苦，不厌其烦，不计医药花费，为我提供食宿，您的善举可谓前无古人后无来者。

如今我的双目正渐渐复明，再次向您致以最诚挚的感谢。愿上天保佑您万事如意，福泽绵延，寿与天齐。

四

今年我女儿双目染疾，危在旦夕，虽多方求医，但皆无效用。

我后来听说有位英国医生，医术精湛，妙手仁心，无偿施治，所做手术均有良效。于是我立即带女儿去医治，获赠药品，感激不尽。

几天后，我女儿双眼恢复如初，若是没有医生精湛的医术和先进的医疗设备与药物，她便不能重获光明。对女儿的康复我感恩戴德，但我贫穷困苦，无以为报，只能送上一些糕饼以表达感激之情。大恩大德，无以为报。

阿云鞠躬

五

我名叫郭廷昌，来自鹤山县，长年饱受眼疾之苦，只得待在家中，不辨昼夜，不识五味。突然听闻广州有位著名的医生，德高望重，悬壶济世，声名远播。无数身患眼疾的患者求诊于您的门下，您为他们施诊治疗，不出数日，患者便重见光明。您的美德与善行将与天地同寿。我们真诚地祝愿您万事如意。

我怀着感激之情回到家乡，不知何时才能回报您的善行。我全家对您感激不尽。我怀着无比愉悦的心情向您表达赞誉之情。您的盛名传遍村落，无人不知您的妙手仁心与精湛医术。

郭廷昌叩首拜谢

六

在此，谨向您致以最诚挚的感谢，感谢您为我提供住所，提供食物和药品，为我治病。您所做的是造福世人的好事，您就是华佗再世。

如今，我即将回乡，无以回报您的大恩大德，唯愿您福泽绵延，多子多孙，福如东海，寿比南山。

此信送呈最有名望的英国医生亲启。

惠阳区刘靖叩首鞠躬

七

叩首拜别，感谢所有医护人员。

我等凡夫俗子，长年漂泊在外，今有望回乡与家人团聚。感谢医生您的悉心诊治，分文不取，治愈眼疾。此实为博爱之举。您的盛名必将散播于四海，无人不知无人不晓。大恩无以为报，只能诉诸语言来表达感激之情。愿所有医护人员，福如东海，寿比南山。

归善县（今惠阳）王泽利和

臧阿梓叩首鞠躬拜谢

八

"他所驻足之地鲜花遍野，他所停留之地神圣无比。"如云开月现，他让我们重见光明，了解水有多清澈，甚至连粼粼的水波都能看得一清二楚。我有幸得见他精妙的医术和完善的术前准备。他能与王公贵族自在相处，对待患者就如同对待自己的孩子一般。

您的恩德我无以为报，只能写上这封感谢信。此信远不足以表达我的感激之情，我衷心为您祈祷，愿您事事顺利。

何空林叩首鞠躬

九

我们来自不同县区的村镇，郭雷枢医生治好我们的眼疾，解除我们的病痛。经过诊治而获得健康的患者无比感激他的恩德。当患者用礼物和诊金感谢郭雷枢先生时，他却分文不取。

我们无力支付诊金，只能送上一些糕饼，并在他的家门口奏乐，以此来回报他的大恩。愿他万事如意。

我们分别写下感谢信，郭雷枢医生可能早已知悉。

✝

叩谢伟大的英国医生，德高望重的先生，愿您杏林树茂，橘井泉香。如今您的声名响彻四海，如知名妙手那样光辉灿烂。去年，我来到澳门时双目失明，感谢您医术高超，使我的双目重见光明。您的善行如山，您的美德似海。在此，我代表家人向您致以最诚挚的感谢。现在我归心似箭，而您的善举我无以为报，鄙人惭愧不已。我相信医生您对我充满同情。不仅如此，您昼夜为我添火加水，更使我感到惭愧。我感激您的恩惠，将常念不忘。我确信您的善行广布四方，上苍保佑您长命百岁。我即将返乡，您的声名将传遍每个村落，世代不衰。小人感激不尽您的善行，感激之情，难以言表。祝您安宁恒常。

致伟大的英国医生，高贵的绅士。

潮安县，何枢叩首致谢

道光十一年

十一

致大英圣手（外科医生），世间菩萨，妙手仁心从医人。如有神助般治愈成百上千名患者。我失明逾十年，在您的治疗下已经复明。在医院的日子里，承蒙医生妙手回春的救治，我得以重见光明。

愿您每天为我提供膳食的房屋里永远充满幸福。我将怀着感激之情回到故乡。我的子孙后代都将对医生的善举感激不尽。愿上天保佑您！愿您福如东海，寿比南山。呈医生亲启。

林廷铭敬上

十二

蔡晔的感谢信，感谢英国外科医生郭雷枢先生治愈他的手臂骨折。

我是蒙河的蔡晔，九月初七，在回乡路上遇到一名骑马的船长。我们在一条略显狭窄的小道上相遇，没有避让的空间，因此我被马踢倒，手臂骨折。医生将我带回家救治，对此我深表感激。短短一个月的时间我便痊愈。您的慈善之心深刻地影响了我。就如同不期而遇的神灵，给世人以生命。世上无人可与您比肩。小人无论吃饭还是睡觉时，都对您心怀感激。此生我无以回报您的恩德，来世必将做牛做马来报答您。

英国伟大的医生亲启。

蔡晔携全家叩首致敬

十三

开平县的金宛向医生致以最诚挚的感谢。您的医治效果可与神灵媲美。不仅如此，您还为我提供膳食。如此美德让人仿若置身于天堂之中。您对我而言，远不只是一位慈善家。我饱受眼疾之苦长达七年，在漫长的七年里就如同置身于黑屋之中。当寻得您并服用您神奇的药物之后，终于重见光明。

您的英名必将散播于全国各地。祝您增寿添福。现在我叩头以表感激之情，如脱笼小鸟回到乡村。不知何时才能报答您的恩情。

第一章 广州眼科医局第一份季度报告

1835 年 11 月 4 日至 1836 年 2 月 4 日，医学博士伯驾牧师撰写。

经常有人问我们，广州眼科医局如何维持正常开销。伯驾博士接受美部会（American Board of Commission for Foreign Missions，简称 A. B. C. F. M.）慈善医院的派遣，心怀美好的愿景，来到中国这个东方国家，与财务相关的问题都交由他负责。伯驾博士不收取报酬，只接受生活开支和医院用度方面的援助。医院一个季度的开支是 454.84 美元。广州的慈善家支持医院，慷慨解囊，已捐赠数笔款项。很多普通民众也非常乐意给医院捐款。我们在此表示诚挚的感谢，并说明伯驾博士和《中国丛报》的广东编辑以及在澳门的郭雷枢医生已收下捐款。所有款项都已按时确认，并进行认真仔细的分配，用以支持医院的运营。我们规划医院长久运营，希望在未来的日子里医院能得到发展。中国的盲人数量非常庞大，不久前我们从官方数据中证实，仅澳门就有 4750 名盲人。我们认为该数字只是眼疾患者人数的一半。——我们在刚收到的一封信中得知，最近医学博士 D. B. 布拉德利（D. B. Bradley）在暹罗曼谷开设一间诊所，每日光顾的患者竟达百人。这种造福行为（*tum boon*）①"让人们受益"，但是"与暹罗王国的法令相悖"，药房因此被禁。不过，诊所不久后应该会重新开张。

新加坡为华人开设诊所的成功案例鼓舞了我们。从 1835 年 1 月 1 日到 8 月，新加坡有千余名患者接受治疗。因此，我在回广州的路上便下定决心，开设一家相似的诊所。毫无疑问，皮尔逊医生、郭雷枢医生及其他医生在广东和澳门取得的成功，显示了中国人对这类诊所的欢迎态度。一段时间后，

---

① *Tum boon*（意为造福）是一种佛教概念，遍及泰国社会的各方面，不仅包括向僧侣施舍，还包括捐赠或服务社区。

丰泰行（Fungtae Hong）第七号商行由"浩官"①（Howqua）伍秉鉴承租。伍秉鉴是商行的高级会员，每年的租费为500美元。房屋位置僻静，直通街道，正可以让患者来去自如，不用穿过各种外国商行使外国人不悦，又避免引来当地人不必要的猜测，诸如为何这些中国人进出外国人的房屋。这处租屋非常适合用于行医。此外，二楼的大房间可容纳200人，开具处方。房屋能容纳40位患者短期住院治疗。广州的人口密集，单单一类疾病的患者便能使申请治疗和住院的人数达到上限。不过，当初筹备建立医院时就考虑到应付各种特殊情况，以备不时之需。在中国，眼疾可谓最为常见的疾病之一，但中国本地医生往往对眼疾束手无策，我们认为，如果能治好眼疾，会得到他们的赞赏。我们很快就意识到，光是治疗眼疾就已经达到医生的工作量上限。很多患者在等候许久后不得不离开，因为我们没办法同时接诊那么多患者。报告中将出现一个特殊病例，该病例引起我对耳病的关注，这一事实让很多

---

① "浩官"为清朝著名商人伍国莹为自己起的商名，后一直为其子孙所延用，其子伍秉鉴，其孙伍绍荣都用过此名字。——编者注

人解读为我默许诊治耳病。当然也有言语残疾患者前来寻求治疗。

医院规章制度简单明了。门房持有很多竹简，竹简上有中英文编号。只要拿到有编号的竹简，患者便能上楼，按到院顺序接受治疗。患者姓名、所得疾病、编号（从医院开业时算起）、入院时间等都记录在案。这些信息被写在一张卡片上并交给患者，让他们保管到出院。处方单据写在纸条上，按编号排列存档。患者出示代表自己序号的卡片时，医生查看之前的治疗方案，加入新的治疗记录。这样，每日所开具的处方患者有时在 200 人左右。每周四是固定的手术日，医生为白内障、睑内翻、翼状胬肉和其他外科病例的患者实施手术。我们预想过接收女患者住院会存在困难，因为在中国，女性出入外国商行是非法行为。但实际情况证明我们的忧虑有点多余。须住院治疗的女性患者都由亲人陪同——丈夫陪同妻子，儿子陪同母亲，兄弟陪同姐妹。我们很高兴地看到，陪同的亲属都尽职尽责。富裕人家常有数名仆人陪同，而对于那些无力支付诊金的患者，我们无偿为他们看病。起初，我们每天都接收新患者，不过很快由于患者数量过多，我们不得不专门设立就诊日。11月4日到次年2月4日，我们共接诊925名患者，不包括只需要单一处方的患者。其中男性655人，女性270人。

以下为医院出现的疾病，第一类为眼病，第二类为其他疾病。

1. 眼病

黑朦（黑内障）——50

急性眼炎——68

慢性眼炎——40

化脓性眼炎——21

风湿性眼炎——2

眼炎——12

睑板腺炎——18

天花性眼炎——25

结膜炎——13

麦粒肿（睑腺炎）——10

白内障——56

睑内翻——89

倒睫症——24

翼状胬肉——47

眼球突出症——2

巩膜炎——2

脉络膜炎——2

眼积水——3

眼球萎缩——10

眼球肥大——4

双眼球缺失——36

单眼球缺失——11

眼睑肿瘤——2

结膜肿瘤——5

竹子所致的眼外伤——3

眼睑肌无力——3

眼睑震颤——1

鼻泪管阻塞——1

2. 其他疾病

手臂脓肿——1

乳突脓肿累及耳——4

腮腺脓肿——1

手脓肿——2

头部脓肿——1

龋齿引起的面部脓肿——1

全身水肿——3

腹水——1

乳腺癌——1

面部恶性肿瘤——1

下颌坏死——2

下颌脱臼——1

下颌病伴极度肿胀——2

良性鼻息肉——2

恶性鼻息肉——1

脊椎弯曲伴麻痹——4

包皮过长——1

肛瘘——4

子宫尖锐湿疣——1

肉瘤样肿瘤——4

肿瘤（已切开）——1

耳孔闭锁——2

表1为以上各类疾病的患者人数，分类为：20岁以下，21岁至30岁，31岁至40岁，41岁至50岁，50岁以上，年龄最幼，年龄最长，男性与女性。

表1　各类疾病患者人数

病症	20 岁以下/人	21—30 岁/人	31—40 岁/人	41—50 岁/人	50 岁以上/人	最年幼/岁	最年长/岁	男性/人	女性/人
黑内障	3	9	16	14	8	9	60	36	14
急性眼炎	6	16	22	11	13	10	65		
慢性眼炎	3	1	16	8	11	4	68		
眼炎	1	4	4	2	1	13	52		
化脓性眼炎	10	4	2	1	4	—	66		
结膜炎	2	2	5	2	2	6	63		
睑板腺炎	7	2	6	3	—	7	44		
白内障	1	1	2	6	46	9	78	32	24
睑内翻	3	7	10	20	47	14	67	58	19

　　我们将详细叙述几个比较重要的病例，数字代表他们到院登记的顺序。

　　医院开业前，我认识一位双耳孔闭锁的患者，在此介绍这一病例：阿葵，17 岁。这名年轻人天生没有外耳，仅在耳朵的位置生有略微垂直的软骨嵴。没有任何凹痕指示听觉的位置，听力孔被普通表层覆盖。虽然患者没有完全失聪，但他只能模糊地听到很响的声音。张大嘴时他完全能够听到声音，推测他的耳朵内部器官正常。因此，只要在表层穿孔，让空气到达鼓膜，就可以听到声音。我们应患者及其父母的要求，为他实施手术，穿一只耳孔。套针管痛感最弱也最快捷，但考虑到安全性，我还是采用苛性钾，而且这种方法与中国人利用烧灼术的偏好相合。第一次敷用苛性钾，坏死物脱落后，我满意地看到患者的听力有极大的提高。然后，照此方法逐层剥落外皮，发现阻塞物出现的部位比之前预计的地方更深，孔已经延展透过两层软骨，这显然是外耳软骨在自我盘绕。人工孔洞已深达 1 英寸，但未抵达空腔。防止孔洞被肉芽组织填充已有很大困难。使用和自然孔道大小一样的银管，希望能够保留孔道。手术后，这位年轻人能够听到最细微的声响，他和亲属对手术结果都非常满意。他的父母、祖父母及其亲朋好友已到医院求医。

病例 31：11 月 9 日，张氏，女，50 岁，患慢性虹膜炎伴淋巴凝结淤积。一年前乳房感染消退后患上此病。她刚入院时只能感受到阳光；当时她恢复视力的可能性很小，但是我们还是为她提供了唯一可以复明的机会。治疗：她开始服用汞丸改善体质，每日用颠茄制剂敷眼，随后甘汞与鸦片同用，直到出现大量涎分泌。治疗一段时间后，没有明显起色，她开始询问为什么那些在她之后入院的患者都恢复了视力，而她的眼疾还是毫无起色。我们告知她，她的病情很严重，需要时间才能治愈，她便积极配合治疗。到了 11 月 19 日，患者告诉我，她的视力有明显的改善，但是汞引起的反应还在继续。28日，她手臂出现问题，视力得到改善，能辨别颜色。1 月 2 日，她能够分辨放在面前的手指数目，她的面部表情不再像盲人那么呆滞和沮丧，而是充满生机和对外界事物的亲近之情。瞳孔浓积的淋巴已大量吸收，之前几近闭合的瞳孔现在扩张到接近正常大小。用同样的方法治疗其他几个相似的病例，也已大有成效。

病例 59：11 月 11 日，阿葵，30 岁，晶状体溃疡。双眼患白锈菌病，显微镜下能够看到瞳孔中心的晶状体囊上有斑点，与角膜深层的小溃疡相似，其边界很清晰。已经出现四五例相似的病例，其中一例中斑点的位置随每次眼动而改变，表明晶状体及其囊没有固定在玻璃体上，有局部旋转。每一病例中都存在视力受损症状，但都没有达到完全失明的程度。我未曾听过或是见过这种病。这种病最终会发展成囊膜性白内障。

病例 75：11 月 12 日，阿瑞，17 岁，患巩膜葡萄肿。一年前，阿瑞参加整晚的歌舞会后，清晨时他突然感到左眼一阵剧痛，疼痛持续一整天。他来到医院时，我的第一反应是眼睑肿瘤。检查后发现是巩膜葡萄肿。与角膜结合处有轻微的角膜云翳。经过反复针刺，约 6 周后，葡萄肿完全治愈。引发炎性粘连。巩膜和脉络膜也紧密粘连。反复针刺在一般葡萄肿的病例中非常有效，对眼积水病例也很有效。

病例 198：11 月 17 日，阿劲，商人，31 岁。右眼有血渗出，伴房水黄染，瞳孔仅可辨认。左眼肿胀。患者称自己在清明之前已着凉 7 个月，其间他的眼睛感染，要么就是染上了其他疾病。我摘录的以下日记中记录了他病情的后续情况。

12 月 29 日，阿劲在无法痊愈的情况下出院。他完全失明：当时我告诉他，今后他很可能完全失明，也告诉他血液渗出可能得以吸收，房水恢复清澈。这已经通过汞、在项部与前额的起泡剂以及在太阳穴放血得以实现，虹膜被完全破坏。患者非常感谢医生为改善他的健康和恢复他的视力所做的努力。我尊敬的一位医学导师对他的学生说：就算物理治疗没有成功，他们依然能让患者看到希望。今天我从这位年轻人身上便认识到这一点。

病例 210：阿曹，48 岁，富商，患双眼白内障。这位患者壮实肥胖，双眼白内障于一年前发病，病发 3 个月后就完全失明。治疗：处方给予汞丸和球根牵牛各 10 格令，晚间服用，早晨服用硫酸镁 1 盎司。治疗期间禁食肉、禁酒、禁烟和禁鸦片。24日，患者主诉按要求服用药物时感到头晕，处方给予汞丸 5 格令，晚上服用，晨起服用硫酸镁 1 盎司。第二天，无眩晕感，在眼睑上敷用颠茄，处方取吐酒石（酒石酸锑钾）1 格令，每两小时服用四分之一。11 月 26 日，上午再敷用颠茄，下午我为他去除左眼的白内障。移除白内障时，他大叫"红脸，红脸"来称呼手术室里的欧洲人。他的瞳孔清澈黑亮。术后两小时我取出 16 盎司血液，晚上 11 点患者开始恶心呕吐，呕出胆汁。鸦片酊半打兰，樟脑醋 20滴混糖水服下。服下一半后呕吐症状减轻，第二日上午又开始呕吐。即刻处方给予蓖麻 5 格令，鸦片 1

格令和葡萄酒 1 盎司，在胸部敷用芥子泥。呕吐的症状立即得到遏制并消失。在术后第三日，我很满意地看到手术只伴发轻微的炎症。患者能清晰地看到近处和远处的事物，他感到很惊喜。患者外表和情绪的变化非常明显。他的面容不再是愁云惨淡，而是重燃起对生活的热情。几天前，他只能由人搀扶或者扶着墙壁摸索前行，如今他可以去任何他想去的地方，也可以高兴地再次看到友人的脸庞，看到每天的日光。

　　我极尽详细地记录该病例，因为这个病例可用于解释很多其他相似的病例。尽管已有 50 多名白内障患者来到医院，但是 30 多人因年老、健康状况差及其他原因不能进行手术。有一次，我在同一天下午为 8 名患者做白内障摘除手术，其中 5 人很快恢复视力，余下 3 人在晶状体吸收后也恢复视力。应几个患者的要求，我同时为他们的双眼实施手术，没有带来明显的不便。在治疗过程中患者出血的情况只是个案，不是普遍状况。呕吐绝非摘除白内障手术中常见的反应。有几位患者曾失眠，时长 1 小时。炎症常常很轻微，三四天后穿刺针几乎探查不到。不过，虽然这些手术大都取得成功，有两个患者却不那么幸运。这两个患者身上出现的炎症是我们没有预想到，也无法抑制的。不过，这两个患者另一只眼睛的视力都有极大的提高，总体上来看，患者仍然从中受益。

病例446： 12 月 27 日，阿琪，小女孩，13 岁，患肉瘤样肿瘤。我即将结束当天工作时，一个中国人胆怯地带着他的小女儿来到医院。乍一看，小女孩像是有两个头。她的右太阳穴处突出一个肉瘤样肿瘤，延面颊向下延伸，低至口部。脸部极度扭曲。肿物凸出在右眼上、下压眼睑，遮挡光线。腮腺及副腮腺增大。大肿瘤被几个小且边界清晰的肿瘤包围，主要部分位于颊肌上。瘤体的其他部分的细小突起，表明肿瘤的发展趋势。我曾了解到，这是遗传性肿瘤。她的母亲外貌非常奇特，出生时就生有小肿瘤，有些如大个的疣，其他的形状和大小像手指，呈悬挂的吊坠样。阿琪是她 4 个孩子中唯一罹患此病的。她总体的精神状态有些错乱，口臭，脉频弱，肿瘤的热度比身体正常温度高。肿瘤表面血管明显扩张，其重量在快速增加。夜间，肿瘤基底周围皮肤有疼痛感。孩子主诉头晕，她的头惯性向左倾斜。根据她父母的陈述，4 年前孩子患天花，并引发肿瘤。但最近 4 个月内，肿瘤增长了其目前大小的 3/4。我们给孩子进行一个月的药物治疗，其间她的健康状况明显改善。

最初，我认为这个肿瘤有可能摘除，然而，可能出现的后果是孩子在手术中死去。医院的运营会因此受到干扰或中断。这些考虑困扰着我。但另一方面，这个病例的出现是天意。显然，放任肿瘤不管，孩子会丧命，并在很长一段时间里忍受肿瘤的伴随症状。外科医师们都将切除肿瘤作为权宜之计。鉴于肿瘤状况，他们认为这个病例很棘手。能够得到他们协商后的意见，我感到很幸运。我暗中与他人配合，将孩子托付给"神医"，我下决心做手术。采取的预防措施是，取得一份有孩子父母签名的书面承诺，说明病情，说明手术是在父母同意的情况下进行的，若孩子在手术中身亡，医生免责且不会受到责备，甚至考虑到尸体掩埋的问题。我们与孩子父亲在这些方面达成一致。

1 月 19 日，几天阴雨后，天空晴朗，我们进行了手术。几位外科医师到场，并善意地提供协助。孩子像英雄般刚毅，忍耐手术，要求我将最衷心的感谢给予所有恩惠的施予者。摘除手术前几天，在肿瘤上敷用气化的硝酸钾洁肤液。术前 15 分钟，给予鸦片制剂，手术中给予葡萄酒和水。患者愿意蒙住眼睛，束住手脚。摘除手术完成，用时 8 分钟。另一个如榛子大的小肿瘤也从眉下切除。估计失血量为 10—12 盎司，没有动脉需要占用手术时间进行处理。患者呕吐，但未昏厥。肿瘤重 1.25 磅，基底部周长 16.75 英寸。手术切口从头顶到脸颊，长 10 英寸。切开肿瘤，看到部分变黑。2—3 液打兰的血性脓液呈暗巧克力色，表明其病变机制。短时间睡眠后，唤醒孩子，她如往常一样欢快。夜间，脉速加快，患者主诉恶心反胃。但此后她未主诉感到痛苦，无并发感染。伤口一期愈合。术后 3 天，几个 1 英寸多长的切口已完全愈合。14 天后，除 0.25 英寸的一处伤口外，全部愈合。18 天后，病人出院。①

病例 639：1 月 5 日，马师爷，54 岁，浙江人，

---

① 在此感谢善良的考克斯博士（Dr. R. H. Cox）、渣甸先生（W. Jardine sq.）、J. 卡伦博士（Dr. J. Cullen）、劳瑟勋爵（Lord Lowther）的外科医生、A. A. 埃迪博士（Dr. A. A. Adee）和他的助手、美国文森斯桅帆船的 W. J. 帕尔默博士（Dr. W. J. Palmer）。他们术前与我讨论，术中给我有力的帮助，我很感激他们。埃迪博士术前不得不离开城区。我必须提及考克斯博士的特殊职责，自医院开业以来，他一直协助我进行每台手术。他做这些工作，是出于极大的善意和兴趣。

现居住在本市，患双眼白内障。他长期受雇于广州府衙门做文书。12 岁的儿子及两个仆人陪同他到医院。他的床铺、衣服和其他舒适的安排和较贫困的人不一样。他左眼已完全失明 5 年，右眼完全失明 3 年。两个晶状体呈白色，瞳孔看起来像置入的漂亮珍珠。两眼的手术均成功，未给患者造成什么不便。他出院时视物清晰，几乎看不出双眼曾经患病。他的面部表情先前如雕像般呆滞，现在神采奕奕，彰显智慧。这一变化引人注目。术后几天拆除包扎物时，他不由自主地大声喊"见医生（我看见了医生)"，他表示由衷的谢意。出院时，他想在我面前磕头，我阻止他这样做。

病例 564：1836 年 1 月 4 日，阿玉，17 岁男孩，患左眼肉瘤。肿瘤始发于 14 个月前。泪阜稍增大，沿眼球上下延伸，其分支触及外眼角，终致病人眼睑不能闭合。我第一次看到他时，肿瘤深出 1/4 英寸。顶端因外界刺激有轻微炎症。轻微分叶，闭合起来像未盛开的玫瑰花。肿瘤掩盖住角膜，阻挡住所有光线。右眼开始出现同样的病变。即刻为病人进行改善体质的治疗，于 1 月 14 日切除肿瘤。我用尖锐的穿刺刀在外层切开睑板，向下分离肿瘤至眼

球。先从较低端解剖肿瘤，然后从上眼睑及内眼角
处解剖。眼球未受病变影响，恢复视力。手术出血
不多。上睑严重肿胀，肉芽形成明显。将眼上的血
液彻底清洁后，注入少量樟脑和水。晚间出血约12
盎司，他夜晚感觉舒适。使用消炎药为他治疗，每
天用探针分离，防止眼睑与眼球粘连。将蒸发过的
药液敷在眼睑上，疾病很有可能痊愈，不再复发。
患者出院，回家度过春节后，尽管频繁搽硝酸银，
但肿瘤又长得相当大。

病例911：2月2日，张三，48岁，士兵，北京
人，耳外伤。他左耳受病痛折磨，几乎被坚硬的耵
聍填满。移除耵聍时，我取出6块小骨头。溃疡已
经发展到一定程度，我无法确认这些是听小骨。但
根据位置，能推断这些就是听小骨。患者告诉我，
理发师采耳时造成耳外伤，病痛由此而起。这个耳
朵已完全丧失听力。——尽管这个病例非常严重，
但并不是个例，已有很多类似病例前来治疗。而这
些都是由于不良的必加谴责的习惯引起的。

病例898：2月2日，彭氏，21岁，腹水，身材
苗条，引人注目。已患腹部积水3年，其间她曾怀
孕，但胎儿没有存活。最初，腹部和下肢有水肿，

几个月伴随腹腔渗出，几个月后水肿减轻，但腹部胀得更大。她肤色呈土黄色。呼吸急促，脉搏120次/分，无力但过快；咳嗽，呼吸有明显波动：实际上，这些症状已能确定疾病性质。由于长时间以来液量没有明显增加，推测促进分泌液体的因素已减少。如果先促进吸收，随后除去液体，患者有望恢复健康。先给予含盐的泻剂。3天后，我采用阿斯特利·库珀（Astley Cooper）先生推荐的治疗方法，处方：氯氧化汞（碱式氯化汞）1.5格令，藤黄散2格令，绵枣粉3格令，制成丸，夜服。每天服用两次硝酸纤维素半格令，云芝半格令和洋地黄酊剂15滴组成的混合物。持续使用这种治疗方法到2月10日，患者舌头因汞的作用而受轻微影响。

11日，在考克斯博士的协助下，我在白线，即脐下1.5英寸处行穿刺术，取出略少于3加仑1.5品脱的暗咖啡色液体及少量沉积的淋巴。液体排出缓慢。用绒绷带均匀施压。套管针进入时她发出尖叫，但整个过程她没有感到眩晕，还非常活泼愉悦，并表示感谢。晚上9点，脉搏90次/分，发热，咳嗽加重。夜间给予小剂量的云母松酊剂和绵枣酊剂各1滴，含锑葡萄酒与1盎司温水的混合粉。第二天，进行相同疗法前，不使用甘汞。第三天，发热加重，脉搏120次/分，这让人感到担忧。夜间给予蓖麻油1盎司加鸦片吐根散（杜佛氏散）10格令，温和地起作用。早上，脉搏106次/分，继续常规治疗，外加冰岛地衣1盎司，用2夸脱的水煮剩1夸脱，倒出。把1盎司阿拉伯树胶溶入1夸脱水中，混合两种液体，加适量的糖，随意服用。从此没有出现令人担忧的症状。伤口愈合，无炎症。咳嗽减轻。患者已恢复劳作，呈现健康的面容；尽管有必要重复进行手术，但很有希望使患者得到永久性缓解。

　　这个病例的境遇非常有趣。患者来到医院那天，就像个健康人一样开始做针线活，直到进手术室进行手术时她才将针线活放下。我做好所有准备后，向她丈夫说明，虽然现在无法预见会发生什么意外，但患者有可能在手术中丧命。我表示会尽力，但患者丈夫必须接受手术结果。患者丈夫对手术可能出现的风险表示不满，并敦促我必须"保证"成功；如果不是患者本人决心进行手术，她很可能已经离开医院，承受这样一个"累赘"带来的种种后果。尴尬地拖延一段时间后，患者丈夫对她说起关于手术问题的决定，患者很快同意。患者丈夫看到手术结果时，看法完全改变。

由于个人原因的局限，我无法对一些特殊病例作进一步详述；由于出现各种各样的评论，我必须结束报告。中国人上眼睑的斜曲率是一种面部特征，这让眼睑翻转成为非常普通的疾病，导致很多人丧失视力，还有很多人角膜混浊与血管形成。如疾病列表中所见，角膜混浊与血管形成的数量是普通疾病数量的三倍。眼睫毛内翻到眼球上引起瘙痒和刺激，由此产生的揉眼睛行为会增加炎症，并逐渐进入慢性阶段，最终血管贯通角膜，随后混浊，常见的后果是溃疡和眼睛毁坏。我所采用的治疗方式基本上是多尔西模式，即在睫毛根部以上去除眼睑缘。先用锋利的剪刀做一垂直切口，避开泪点，切口深约1/8英寸，然后在外眼角处做相似的切口，在此用外科手术持钩钳住睑缘，一剪或两剪去掉睑板。通常出血量微，若伴有炎症，必定是表浅炎症。多尔西引述桑德斯的话说，"没有什么能比解剖这一块更简单"。不久后伤口愈合，角膜混浊已消散，视力得到改善。患者仅在容貌上稍微受损，对手术结果非常满意。一天内有12个患者通过此方法得以永久摆脱痛苦。尽管已经为 60 岁以上的患者进行过手术，但没有因真菌遇到麻烦。仅有两位患者的伤口上出现真菌性赘生物，单次搽苛性碱即可。

除眼睫毛内翻时将其拔除外，我还没能学到中国医生所做的其他事情。拔除眼睫毛对治疗眼病是有些益处。此外，常有患者告诉我，他们眼睛疼痛，中国医生给他们一些猛药，导致病情加重。我了解到他们唯一能做的手术是治疗睑内翻的手术。他们使用劈开的竹子或铜制的仪器，类似镊子。在上眼睑疏松的皮肤上夹起一个折皱，睫毛由此向外翻转。仪器保持几天，直到夹起的部分坏死，然后伤口愈合。这样就去掉一些睫毛对应的部分组织，保持向外翻转，但主要部分依旧压在角膜。我多次见到因这个手术而导致毁容的病例，但手术无效。一个患者从房子上跌落，引起虹膜脱出。中国医生给出的治疗方法是让他吃掉半只因病或意外死亡的鸡，另外半只鸡作为药糊搽在眼睛与头部的一侧。

一些事实证明了人们急切地想从医院受益。医院每天接收患者时，我发现有些患者凌晨 2 点或 3 点离开家，打着灯笼，以便按时到达医院。医院限制接诊日时，患者有时在前一天晚上过来，留宿一夜，以确保在次日早上拿到就诊号。一些来自本省其他地区和周边地区的患者前来求医；有些从其他省市，如北京和南京来的患者；广州居民也曾来就诊。几个北方的茶商和他们的朋友已接受治疗。广州府衙和海关官员也来医院求医。不得不关门拒收新患者时，远道而来的患者会让外国绅士和行商为他们说清。大家并不抵制医院，并且常有人向我保证政府官员了解并接受医院。在极少数情况下，患者会表现出绝对的信心。一位妇女，65 岁，双眼患白内障。我考虑她是否能接受将刀放入她眼睛时，她回答道："如果你喜欢，可以把两个眼睛都拿出来，再放进去。"

另一个患者左眼患白内障，已经失明 40 年。但在摘除白内障时，我发现他的视网膜依然有光感。几天后，我探访他时，他似乎因接受的善意而感动。他摸着自己白色及胸的长胡子说："我现在老了，长胡子花白。以前从来没有见过，也没有听说过医生这样的人。"然后他列举几件我为他做的好事，并总结道"你一定是位神人"。

第二章 广州眼科医局第二份季度报告

1836年2月4日至5月4日,医学博士伯驾牧师撰写。

广州眼科医局维护清单,在医院开办的第二季度末,医院及其设备急需维护。医院必须停业几日——其间,伯驾医生得以参观澳门。他在离开广州前撰写的报告,在其参观澳门期间付印;由于原稿大幅超出所分配的版面,故删除了其中的几个病例。该季度医院开支为44192美元。现在,维修近乎完工,医院很快将重新开门。本月12日入院的绣工患者的病情持续好转,预计很快就会康复。5月24日。

现在医院登记在册的全部患者有1283人。其间医院接纳的患者有 358 人，其中 282 人为男性患者，76 人为女性患者。这些数据不包括第一季度末仍留院治疗的患者或已经痊愈出院却旧病复发或感染新病毒的患者。这类患者人数众多，但未纳入统计。如果医院的目标是增加所接收患者的数量，且个人有能力充分照顾患者，那么医院累计接收的患者可能达数千人。医院面临的困难是患者太多，而不是没有患者。近一个月，医院名义上关门谢绝新患者入院，但至少三分之一的患者通过纠缠或者朋友的引介入院治疗。当时医院里已经住满患者，再接纳新患者则无法细致照顾每位患者。一个小伙子（中国人，出生于马六甲，在英华书院接受教育）在医院开办第一季度曾给我很大帮助。他已返回新加坡，后续接替其职位的欧洲人也已返回英国。这样，开药和配药及医院管理的任务都落到我身上，但我找到了未受过（专门）教育的中国人协助工作。因此，尽管该季度住院患者已减少，工作任务却比第一季度更繁重。几位受过良好教育的本地年轻人渴望掌握医术并全面完成课程学习。如果这几位年轻人能持续提供帮助，将极大提高医院的效率。并且，他们从中能得到的利益绝不会是微不足道的。

医院在第一和第二季度都取得了成功，这也为医院未来的发展提供了新的勇气。以下细节将表明医院已经吸引越来越多人的关注，我们预计那些人会对医院充满敌意。在几个病例中，政府官员以个人名义申请入院就医并以此来支持医院的工作，他们对所受到的良好治疗而表现的感激之情，不亚于他们在同一层楼遇到的大量平民。10 名政府官员携带 20 多个随从（私人秘书、官衙职员等）来医院求医。有一次，5 名官员同时围坐在我身边交谈，房屋里还坐着 75—100 个其他患者。一位年长的官员接任北方某省区按察使一职（蓝色徽章①表示其官职级别），他竟然屈尊申请到医院就医。另一位刚退休的地方行政长官同样放下架子来医院就医；南海县位于广州西部，该县县令递上名帖，请求我为其亲戚的孩子治病。

这里沿用第一份报告中所采用的编排方式：首先，以表格形式呈现患者所患疾病；然后，在表格第二列标出所医治的重要病例数量。该表格中所标明的患者年龄被省略。广州地区人们多患耳病，似

①　指清朝官服上的补子。——编者注

平值得将这些病例分成一类，就像之前所做的那样。有几位患者不止感染一种疾病，他们所患的病种都列入表格中。尽管数量有限，这些详细的病例必能作为整个病情观察和研究的样本。

本季度出现的疾病列表：第一类，眼病；第二类，耳病；第三类，杂病。

1. 眼病

黑矇（黑内障）——12

急性眼炎——34

慢性眼炎——11

化脓性眼炎——15

风湿性眼炎——2

眼炎——2

天花性眼炎——1

结膜炎——2

麦粒肿——6

白内障——24

睑内翻——14

倒睫症——6

翼状胬肉——11

角膜混浊与血管形成——36

鼻泪管阻塞——1

视疲劳——7

2. 耳病

耳脓肿——2

耳漏——12

耵聍缺乏——3

耵聍沉积——5

耳神经性疾病——2

耳道畸形——1

耳道扩张——1

失聪伴耳骨肿大——2

耳聋——4

3. 杂病

腮腺脓肿——1

腰肌脓肿——1

全身水肿——3

乳腺癌——1

下颌病伴极度肿胀——1

舌下囊肿①——2

———————————

①　原文英文为 Ranule，应为 Ranula。——译者注

良性鼻息肉——3

肛瘘——1

闭经——2

慢性膀胱炎——1

腹部肿瘤——3

肉瘤样肿瘤——5

囊状肿瘤——1

头癣——2

淋巴结核——3

足慢性溃疡伴象皮肿——1

哮喘——2

支气管炎——1

支气管返流①——1

肺炎——4

鱼鳞病——2

疱疹——4

脓疱病——1

银屑病——1

上颌窦病——1

---

① 此处按 reflux 翻译，flux 无相应的疾病。——译者注

支气管囊肿——2

假膜性喉炎——1

鸦片成瘾①——9

腹股沟疝——3

截瘫——1

手臂麻痹——1

脑积水——1

病例844：2月1日。腹腔积水伴下肢水肿。安
姐，13岁。这个小女孩上季度来过医院几次，直到
3月份才再次露面。她走进医院时，看起来更像一
个怪物，不像13岁的女孩子。她的腹部严重膨胀，
腿肿胀得比正常的腿粗大三四倍，面部严重浮肿；
脉搏每分钟120—130次，呼吸困难；夜里长时间剧
烈咳嗽，伴发热。她的病情迅速恶化，我担心她会
死亡，并告诉她的朋友：要么带她离开，要么接受
这样一个结果——尽力救治后她依旧可能死在医院。
他们都急忙表示她应该留在医院接受治疗并承诺不
找麻烦。我首先让她连续几天服用甘汞、泻药和酒
石酸氢钾。起疱膏（发疱药）敷双腿，疗效明显。

---

① 吸食鸦片达到如此程度的人已经成为"这种白粉药物"的
奴隶而无法戒掉。——译者注

之后，每天晚上服用一粒药丸——由甘汞、藤黄和绵枣粉制成（处方：甘汞，1.5格令；藤黄粉，1格令；绵枣粉，2格令）。每天服用云母粉、亚硝酸、乙酯、醋剂各2打兰，加洋地黄酊剂20滴。持续用药到4月1日，此时患者服用的药物开始被吸收并发挥药效。患者每天排出半加仑的液体；腹部和下肢很快恢复到正常大小；脸颊的肿胀消失；脉搏恢复正常，每分钟90次，此时这个女孩能欢快轻松地在医院四处走动。同样的治疗方案依然持续着，直到她的健康状况近乎恢复正常。考虑到换一种环境有利于其康复，我允许她回家住一周，回家期间她须遵循医生严格的膳食和药物治疗要求。回家后的第二天，她回到医院，身穿精制的衣服，妆容像个洋娃娃。她手里拿着主人要送给医生的一盒茶叶及其他礼品。但是，我当时的心情可谓五味杂陈，快乐不起来。我认为，眼前这个小女孩儿死里逃生后，她过的不是有价值有尊严的生活，而是成为其主人谋利的工具，因为她到了合适的年纪，就会被卖给别人做妾。这里需要补充的是，由于她没有严格遵循医生的要求，大约10天后，旧病部分复发而回到医院，接受和之前一样的治疗。

病例 926：2 月 17 日。枪伤。阿靳，21 岁。这位年轻人手中的火枪不慎走火。商行的一位仆人惊慌地来到我面前说，一个男人中枪了，请我去给他看枪伤。我要求他将伤者送到医院，在这里给他包扎伤口。我发现他本人及其随同的朋友十分担心这次枪伤会使他丧命，但是，我很快发现他们的担心是多余的，我向他们保证伤者无生命危险后，他们都平静下来。伤者的大拇指从近端骨正中被炸掉，保留下来的部分手指脱臼，断端向腕关节翻转，连接的皮肤和肌腱使断裂的手指部分保持这样的状态。形成大鱼际的肌肉撕裂至手腕处。为恰当处理伤口，我先用刀切除脱臼的骨残断、皮肤碎片和掌骨的软骨，随后清洗伤口，用胶带固定伤口，并在胶带上敷大量膏药。几天之后，伤口处出现正常的肉芽组织。3 周过后，伤口完全愈合。患者能自如使用大拇指的残余部分。

病例 930：2 月 24 日。囊性肿瘤。彭氏，一位年轻寡妇，30 岁，来自东圃，头上长囊性肿瘤已多年，位于乳突后上方，椭圆形，略扁平，长度约为 3 英寸，横径为 2.5 英寸，成功摘除。排出一酒杯液体后，肿瘤内容物硬度如稠厚的面团，褐色，约 20

天后，切口完全愈合，患者出院。

病例 931：2 月 26 日。哮喘病与鸦片成瘾。阿细，44 岁，是阿葵的父亲。阿葵是上季度报告里记录的耳道无孔的小伙子。此人年轻时就患哮喘并长期过度吸食鸦片。阿葵考虑到父亲的病情，认为他将要死亡，阿葵不愿意让父亲住院。我们允许阿细回家治疗后，他的治疗变得不规律。阿细被带到商行对面的小船上，我在此为他看病。他的朋友们感到担忧，这不是没有理由的：他无精打采，呼吸困难，全身普遍浮肿。我不太愿意每天不经诊断就给他开药，同时希望他儿子能够得到更多照护，于是他入院治疗。他的健康状况几天后就开始好转，大家对他的康复抱很大希望。一天早上，我考虑到他病情恶化，直接到他的病房去，但是我惊奇地发现，他已经死亡一段时间。他的胸腔可能有积液。同病房的其他患者立即离开，房门关闭。白天医院继续接收患者，朋友们得知阿细的死讯后，在晚间来医院，移走他的尸体。

我们认为这件事是天意，也无意隐瞒。尸体被移走，没有出现医疗纠纷之类的后患。几天后，有人告知我，阿葵必须参加父亲阿细的葬礼，不能继续住院治疗。我向阿葵解释他的病情和继续住院治疗的必要性，不同意他离开医院。然而，他自己离开了医院，我再也没有听到他的消息，直到几周后我来到阿葵居住的城区时，阿葵的爷爷认出了我并邀请我到他家。阿葵已顾不得他的耳朵，耳孔口接近闭合，在耳孔位置有个凹陷。

病例 962：3 月 5 日。上颌窦病。鹤洞的阿顺，34 岁，木匠。他病发于一年前。原先，他嘴巴和鼻子都染病，排出黄色液体。因为他熟悉如何使用工具，之前自己进行过手术。借助刀具和镜子，他排出了上颌窦中的脓液。但是，旧病复发，听说外国人的医院后，他欣然走了 3 天的路程来到医院，而不是自己进行第二次手术。他到医院时，脸部肿胀严重，伴有疼痛感，口腔里牙龈处生出肿瘤。显然，其中有积液。我用刀切开他口腔中的肿物，排出 2 液盎司类似胆囊的东西。随后，我把探针伸入窦腔，距离各边都有三四英寸，患者无疼痛。肿物对着的一颗牙轻微缺损，显然这是肿物引起的。我告诉患者只能帮他暂时缓解病情。他连夜赶回家，承诺 3 天后再来复查，他要谋生，无法留在医院接受进一步治疗。我再也没有听到他的消息，相信他口腔中已没有积液。

病例967：3月7日。右眼肥大伴眼角膜极度浑浊。惜菊，22岁，来自安徽，系该省一位通判下属赵玖的女儿。他几天前送上名帖及马礼逊先生为他女儿翻译的病历：

我谨在这里陈述有关女儿饱受痛苦之眼疾症状，恳请医生您给予治疗。小女年逾20。女儿五六岁时患脏腑病，导致右眼生出一层遮覆（白内障），瞳孔无光。她眼睛上长出遮覆物，因此看不清任何物体。尽管她一直在接受治疗，但是她的视力依然没有好转，不过（在阳光灿烂的日子）她能够感知光。也许她的瞳孔未受损伤，只是被白内障覆盖。我听闻伯驾医生医术高明，如华佗再世，恳请伯驾先生诊治女儿的眼睛。我请求医生摘除白内障，尽管她可能还是看不见，但我还是会感到满意。我特别恳请医生采取快速而便捷的治疗方法。如果医生确实能够治愈女儿的白内障，那么她将于本月20日去求医，我恳请医生给她药物，或者采取其他合适的治疗方法，让她能当天回家。离家住院治疗极为不便。我相信医生会告知我这是否恰当，对此我感动得无以言状。

通过反复穿刺病眼并排出水样液体，这位小姐的眼睛已复原至接近正常大小，眼睑可以覆盖眼球，所有这些都是这位小姐及其朋友们在我"给她治疗"时所期待的结果，亦是让她们满意的治愈效果。至于父亲认为造成她失明的疾病，也已得到缓解。这位小姐天生丽质并且和蔼可亲，衣着考究，而不像同乡的姑娘那般化妆和佩戴假花来打扮自己；她似乎只需知识和道德培养，就能够适应文明社会的生活。她的父亲、两个兄长和一个小妹，一个有趣的家庭，都是这一季度的患者。

病例 1017：3 月 12 日。肉瘤样肿瘤。阿随，14 岁，白沙人。肿瘤始发于两年前，位于右侧眉毛下面。部分肿瘤向上延伸到前额 2 英寸，其他部分向下，几乎遮住眼睛。这位小伙子异常活泼和友好，他欣然同意摘除肿瘤。手术在 17 日进行，当时我发现肿瘤在眼眶中所处的位置比我之前推测的要深得多。我发现，肿瘤通过蒂连接到眶孔附近，一条动脉穿过，供应肿瘤生长的全部营养两条动脉需要结扎。切开眉毛不会造成严重毁容。局部用缝合线缝合，眼睑的功能尚存，手术前几近失明的这只眼，和另外一只眼睛一样正常。从肿瘤在两年间所达到的大小及从动脉所获得的血液供应判断，肿瘤应该已成大患。伤口通过肉芽组织良好愈合，3个星期后患者痊愈出院。

病例1077：3月28日。肉瘤样肿瘤。阿苏，21岁。这位年轻女子的耳垂部分各有一个肿瘤，直径都是约3/4英寸。3月31日，我通过双重切口摘除肿瘤，刀口呈倒V字母形状，并用缝合处把切口边缘闭合。手术后，这位女子首先询问的就是自己能否再佩戴耳环。伤口愈合后，一周刚过，患者完全康复。她的耳朵恢复到正常外形。至今，一只耳朵感染的另外一例病患已经入院治疗，另一位单耳患同样疾病的患者也已入院治疗。或许，这些肿瘤是因患者佩戴过重或成分不达标的耳环所致。

病例1114：耳神经性疾病伴耳道畸形。李景可，67岁，来自佛山，是之前提到过的省法官或按察使，于4月8日入院，请求治疗耳部感染。他抱怨说自己耳聋，耳鸣。经查发现，他的耳道很不规则，内部外部异常增大而中段太小。耳朵外部的孔口近乎呈三角形。他脉搏 84 次/分，口臭，大便秘结。我告诉他耳畸形不可医治，但可改善整体健康状况，届时困扰他的耳鸣程度会减轻。尽管他的听力不可能完全恢复如初，也可以改善很多。治疗方法：冲洗耳道，放入脱脂棉球，晚上涂上甘汞和大黄各 8 格令，早上涂 1 盎司的镁硫酸盐。耳后都敷起疱剂。4 月 9 日，左耳情况好转，耳鸣基本消失。给予 20 格令药西瓜瓤萃取复合物，晚上服用 10 格令，其余 24 小时后服用。冲洗耳道，用松脂石蜡软膏包扎水疱，嘱咐他两天后再过来。4 月 12 日，这位老人的听力和整体健康状况都明显改善，他对自己所接受的治疗感到非常满意。我给他开出一些稀释的松节油蜡膏，继续使用同样的疗法

病例 1243：4 月 20 日。鼻息肉。廷官，65 岁，福建人，一位高级行商的合伙人，5 年来深受双鼻孔息肉的折磨。我花了半小时完全清除第一个鼻孔的息肉，几乎未失血。这位老人建议我在 15 分钟内清除另一个鼻孔的息肉。息肉完整取出，附带一块薄骨，长 1/3 英寸，宽 1/8 英寸。患者耐受了手术，他似乎感觉不到疼痛。此后我反复给他看病。他的一个鼻孔可以自由呼吸，另一个鼻孔需要再次手术。

在为廷官手术之前，他们已经叫我去廷官家为他妻子看病。她双眼长期患慢性虹膜炎，她的视力现在明显好转，由于她依旧在治疗过程中，我在此没有详细记录她的病情。我还诊治了同一个家族的其他患者。

现有的几例鼻息肉患者中，我要提到另外一个病例。这位患者两个鼻孔都长有息肉。我第一眼看到鼻息肉，便诊断是恶性的，因为息肉已经发炎，流血，轻微用力就可能引发流血。我当即断定患者的鼻息肉属于不可干预的种类，患者离开了医院。但是，患者的糟糕病情依然萦绕在我的脑海，挥之不去。几天后，我派人给他送信，说会再次为他检查。然后，我用力洗掉一个息肉的一小部分，等候观察息肉能否自行恢复。鼻孔有点出血，很快恢复良好，由此可以判断整个鼻息肉是可以摘除的，我建议摘除两个鼻息肉。息肉紧密粘连在前鼻孔；血壁几乎全部粘连，但无法确定向后延展的深度。由于无法使用镊子，我用解剖刀分离出两个息肉。幸运的是，鼻息肉都长在前鼻孔中。这次手术比一般的手术出血多得多，但这是我见过疗效最令人满意的病例。

与上个季度相比，本季度更多白内障患者前来医院就诊。我们已经为一个 5 岁的孩子成功做了手术，孩子患双眼白内障 3 年，尚未完全失明。麻烦在于须限制这个小患者，以便用通常的方法摘除白内障，必须在正前面进针，穿过角膜，并破碎晶状体。第二天，我分辨不出做过针刺的地方。伤口已经痊愈，眼睛恢复得很快。我随后对另一只眼睛实施手术，但是在其视力完全恢复之前，预计要再次进针。

最近两周内，我已经为 5 个孩子做了巩膜葡萄肿手术（年龄最大的 13 岁）。其中两例眼球突出严重，以至眼睑无法覆盖眼球。每个病例中，切除巩膜葡萄肿突出部分均未伴不良影响。一个案例中，手术后留下晶状体，以便晶状体囊或其中的新沉积物展现新的角膜外观，患者依然感知不到光线，但是外貌得到改善，也避免了永久性的不便和疼痛。

病例 1279：5 月 3 日。坠落受伤。杨氏，24 岁，是一位女纺织工。在本月 2 日一场暴风雨来临之前，这位女纺织工打算到阁楼上收取衣物，在她匆忙下梯子时，从 12 英尺的高度摔下来，跌落在一根直立的竹子上。这根竹子直径 1 英寸，高 3 英尺，深深地插入她右侧腋窝中央，从锁骨下穿透肩膀突出来，锁骨骨折，又从脖颈一侧插进去，径直穿过咽腔和食道，从喉到鼻撕裂口腔软腭，最终插到颅底处。事故发生 18 个小时后，我才见到这位患者。伤口处已经涂抹上一些中国膏药。患者在发高烧，皮肤干热，脉搏 125 次/分，伤口周围已局部发炎。放入口腔的流食从脖颈侧流出来，呼吸时也有气体漏出。治疗方案：包扎处理伤口，把糊药涂抹到伤口和发炎部分，抽取约 14 盎司血液，给她服用甘汞和大黄通便，给半打兰杜佛氏散，每小时服 5 格令，晚上在锁骨上沿伤口走行施用 12 条水蛭。5 月 4 日。患者如预期般正常。脉搏 108 次/分。排便通畅自如，表明大量的血液已经被身体吸收。高烧退减，局部炎症减轻。晚间她咳出半品脱块状的浓痰（她之前患感冒）。糊药与杜佛氏散继续使用，白天又另外添加 15 格令碳酸铵。

　　5 月 5 日。患者的症状如前天那般好转。我发现，外颈静脉恰好避开了竹子再次插入身体的部位。尽管伤口边缘看起来良好，但伤口处散发出淡淡的臭味。患者比以前更容易吞咽更多流食，胃口变好，不再那么口渴。包扎伤口，注射 10 格令硝酸银混 1

盎司水的溶液，并继续添加 1 盎司硫酸镁进行治疗，但患者排斥硫酸镁，将其呕出。5 月 6 日。药物无变化。进行同样的治疗，用漂白粉溶液清洗所有伤口。处方给 3 打兰大黄酊剂。5 月 7 日，脉搏 100 次/分；伤口缝合处似乎痊愈；患者比之前接受治疗期间任何一天都更容易吞咽，但是抱怨身体比之前虚弱。昏迷严重伴随喘息样呼吸。锁骨骨折端有些液体排出，进行仔细检查，并用探针和引导器探查竹子穿过肩到腋窝处的路径。我像往常一样再次包扎伤口，伤口炎症不再扩散，使用半盎司大黄酊剂和 4 格令甘汞，晚上服用 30 滴鸦片制剂。指导患者尽量侧向下卧位，阻止脓液流入胸腔。患者口腔的排出物与外伤口的排出物相似，这似乎表明肺部可能感染。我对她的康复期望不大。5 月 8 日，脉搏 106 次/分。患者咳出深色的血凝块，我从颈侧伤口处取出同样的血凝块。患者的精神状态明显好转，她几乎没有感到疼痛，昏迷状态较少，无排便，口腔仅有轻微疼痛。再次包扎伤口，给予鸦片酊酒的漱口药，1打兰加 4 盎司水。嘱咐患者每小时交替服用，精馏醚醑与氨醑，前者剂量为 1 打兰，后者剂量为 20滴。吸入同样的物质，在太阳穴处敷醚醑。5 月 9

日，康复状态明显好转：脉搏 90 次/分，更加正常；大便通畅；食欲不佳；脸色好转；伤口在愈合；患者咳痰容易且较之前减少。骨折端周围的肿胀和肺气肿都减弱。用绷带绕胸部包扎，把受伤的各部位拢在一起，手臂下放置护垫，用橡皮膏封闭创口，上边敷糊药。使用与之前同量的碳酸铵。5 月 10 日，患者病情大幅好转：脉搏 90 次/分，稍微弱。夜间发烧减少很多，睡眠安静。伤口看起来依然正常，开始生成肉芽组织。治疗方案基本相同。在患者要求下，允许她吃些肉汤和少量鲜鱼。5 月 11 日，脉搏 90 次/分，所有征兆良好。计划第二天将患者转入医院。5 月 12 日，患者被带到医院，未感到精疲力竭，所有的伤口明显痊愈。继续同样的整体治疗。

至此，需要对广州一位姓彭的海关监督的病例评价一二。3 月的一天，一位通事来到医院，告知我通事的眼睛出现问题，但是，由于这位"要员"不想来医院，通事想知道我能否在商行跟他会面。因为当时我无权进入商行，所以希望他在第二天或者他选择的其他时间到我的住所来，如果他同意，我可以去他家里。对此，通事很高兴，说第二天就可以给出答复。第二天他如约而至，告知我海关监督已经查阅黄历，发现阴历十二日为黄道吉日，届时他会到我的住所来。然而，在他来之前，有人通知我，由于他临时有些事务，不方便前来看病，但是返回北京之前会来拜访我。但是，他未能如约。由于他很快就赴京上朝，如果我当时给他提供一些帮助，应该能起到一些作用。但是，从我对他病情了解的情况来看，仅仅为他诊治一两次对治好他的病没有太大帮助。

结束这份报告之时，必须提及朋友们的慷慨捐助及一如既往的善意鼓励。目前，医院接收的捐赠总额超过 1400 美元，我们在年末会对此作出特别鸣谢。同时，我谨代表数百位受益人对慷慨捐助表达诚挚的谢意。这种激励和慷慨捐赠出人意料，因此更值得赞誉。我也要感谢 R. H. 考克斯博士一如既往的善意，他在每周的手术日都帮助我。

在这份匆忙写就的报告中，几乎不可能对局外人充分传达广州眼科医局过去 3 个月发生的有趣事情。为此，他须把报告中所罗列的事情想象为平均占有所发生每类不幸事件的 75%。他需要看到，不久前还在黑暗中摸索的男人或者孩子现在惊喜地见到了光明；在这里，慈祥的母亲满脸愁容，担心活

泼可爱的孩子即将死去，当她看到孩子在自己身边
絮语并对自己已经脱离的生命危险一无所知，当即
用话语来表达自己的欣喜之情。他应该见证这一类
患者的感激之情——他们本以为要终生忍受疼痛，
治疗几天后便恢复健康。因为他看到相当多的患者
无法再见到光亮，想到这类患者人数很多。如果他
们没有得到及时的治疗，也会变得同样不幸。

第三章　广州眼科医局第三份季度报告

截至 1836 年 8 月 4 日，医学博士伯驾牧师撰写。

对医院进行的必要维修，使得医院 6 月 8 日才重新开张。在过去的两个月期间，医院接收 390 名新患者，患者累计达到 1674 名。大量患者因无法医治而被劝离，这部分患者没有登记在册。各阶层的人都盼望得到医治，并像以往一样表达谢意和对医生的信任。患者就医依然存在巨大困难，患者数量众多和夏季酷暑成为最突出的难题。开处方——治疗工作的主要部分，和日夜照顾住院患者的工作已经移交给个人；一位行为不端的用人背信弃义，日常使用的设备被盗而受到损失，这些问题增加了位于广州地界的广州眼科医局的管理成本与事故风险。
上季度医院开支达 328.50 美元。

本季度出现的疾病如下：第一类为眼病，第二
类为杂病。

1. 眼病

黑矇（黑内障）——23

急性眼炎——36

慢性眼炎——10

化脓性眼炎——16

淋巴结核性眼炎——2

风湿性眼炎——2

眼炎——2

天花性眼炎——2

结膜炎——10

麦粒肿（睑腺炎）——10

白内障——23

睑内翻——32

睑外翻——2

倒睫症——5

翼状胬肉——14

角膜混浊与血管形成——59

角膜溃疡——11

角膜云翳——19

角膜白锈菌病——18

角膜白斑——10

葡萄肿——19

巩膜葡萄肿——2

前房积脓——2

虹膜炎——2

睑缘炎——7

夜盲症——1

虹膜前粘连——8

虹膜后粘连——2

瞳孔缩小——7

瞳孔闭锁伴淋巴凝固沉积——6

虹膜脱垂——3

青光眼——1

眼球萎缩——26

眼球肥大——3

单眼球缺失——3

双眼球缺失——40

黏液囊肿①——1

飞蚊症——2

上睑恶性溃疡——1

上睑囊性肿瘤——1

右眼外角肿瘤②致右眼向上突出到眼眶外——1

结膜与角膜粘连——2

源于右眼眶下部外眼角附近的异常增长，类似静脉聚集体——1

泪阜病——1

2. 杂病

腰肌脓肿——1

大腿脓肿——1

耳脓肿——1

头部脓肿——1

面部脓肿——3

耳漏——2

耵聍缺乏——1

耳神经性疾病——6

---

① Mucocele 为黏液囊肿，原文为 mucecele。——译者注

② 肿瘤，原文为 tunor，此处按 tumor 译。——译者注

耳道畸形——1

耳息肉——1

耳聋——3

下颌病——2

水肿——4

卵巢水肿——2

包虫病——1

乳腺癌——2

甲状腺肿——2

扁桃体肥大——2

肉瘤样肿瘤——2

包囊性肿瘤——1

疝气——2

脊椎弯曲——3

包皮过长——1

关节积液——2

痤疮——2

脓疱病——2

风湿病——4

间歇热——2

肺结核——1

消化不良——2

儿童聋哑症——1

呆哑症——3

（被取出）泌尿系结石——1

因意外被针从胸骨正下方刺入胸部——1

针刺入孩子手掌中，一个月后，用手术刀切口后用磁铁将针取出——1

如以往的报告一样，我只打算详细介绍几个病例。要介绍的第一个病例是我参观澳门期间的患者。

病例1284：林阿麟，54岁，22年前头顶生出一溃疡性肿瘤。他听说我即将参观澳门，就让在广州的朋友请求我到澳门的时候为他治病。我收到过几份同样病种的求医申请，我答应为这位患者治病。我看到他的时候，肿瘤的状况很糟糕，外观显示很快会恶化。患者看起来是个明智的人，按照他的陈述，肿瘤偶尔出血，出血量达12—14盎司。在我的朋友郭雷枢博士的认可与协助下，6月21日，我们为患者切除肿瘤。我在澳门时，查看伤口并包扎。离开澳门时，郭雷枢博士代为护理。约两周后，郭雷枢博士在信中写道："你的患者已经恢复并出院，身体状况不错。出院后，我再也没有见过他。"这位患者后来托他的儿子再三表示谢意。

我在 5 月 31 日回到广州，对杨氏的恢复情况感到满意。她在暴风雨中跌倒受伤，现在已经脱离危险。被竹子穿透的颈侧已经完全愈合。锁骨骨折导致的外排脓液仍持续了一段时间，患者不定期来医院治疗，但不会完全不来。由她自己做决定时，她便不再来医院。几周后我找她时，她已到乡下探望朋友。

病例 1283：眼眶海绵状血管瘤。易阿广，来自番禺，4 岁，于 5 月 4 日入院，接受治疗数日。孩子 4 个月前发病，发病部位在上眼睑巩膜与结膜之间，逐渐增大，直到盖住整个眼睛。当孩子来到医院时，一个凸出的大溃疡出现在左眼，轻微刺激就会引发出血。孩子把头转向另一侧，非常虚弱。我告诉孩子的父亲，当时无法切除肿瘤，但他可以在 6 月 1 日来医院，如果到时条件允许，将为孩子切除肿瘤。6 月初，他来到医院。病变团块增长迅速，左眼突出的肉瘤已经垂到脸颊与嘴巴一样低的位置，肿瘤周长达六七英寸。如果任由肿瘤发展，孩子的命运可想而知。孩子的父亲希望切除肿瘤，在得知切除肿瘤手术可能具有致命风险时，父亲说与其让孩子这样活着遭罪，还不如实施手术。我向他解释，假如手术成功，还是有可能复发，但他依然希望实施切除肿瘤手术。当月26日，孩子的左眼被摘除。从病情的发展来看，眼睛本身可能完好，只是布满海绵肿。我根据诊断的结论操作手术，但是很快发现整个眼球已经病变。分离眼球和周围组织不难，还将视神经在眼球下切断。这个孩子以极大的勇气忍受着手术的疼痛。出血不多，但是出现炎症。第3天以后，家人开始担忧孩子的命运；在第9天，伤口完全愈合，眼睑内陷，孩子恢复食欲，病情朝好的方向发展。然而，视神经断面的外观病变，其中心出现黄色干燥物质，类似疔疖，使人疑心后果，出院前小男孩已变得强壮活泼。后来他又回到医院，切除眼球带给他的缓解很短暂，我对此深表遗憾。在切除肿瘤后不到3个月时间，海绵肿已复发，并长到之前的一半大。

病例898：腹腔积水。之前的季度报告中提到的彭氏，在5月4日回到医院。她对医嘱置之不理，其下腹部变得比第一次就诊时更膨胀紧绷。临近第一疗程结束之际，我为她开具下个月的用药，并告诉她在6月1日来院复查。她如期返院，但是变得极度消瘦，加上天气炎热，我犹豫是否要为她实施手术，直到发觉手术是延长她生命的唯一方法时，我才下定决心为她做手术。她的脉搏 144 次/分；皮肤干热，高烧，呼吸困难，6 月 26 日，我再次为她做手术。抽出 3 加仑 2.5 品脱与之前相似的深色液体，总共抽取 6 加仑左右液体。她的症状即刻减缓。第二天，她的脉搏为 95 次/分。她很快康复，于 7 月 8 日出院。我相信，没有这次手术治疗，她活不过两天。在 7 月 28 日，她自己报告说离开医院的 20 天内她的健康状态改善很多。

病例 1500：7 月 8 日。覃阿英，一个 13 岁的女孩。她的肩膀与脊柱上方之间长有 3 个肉瘤样肿瘤，造成不便。这 3 个肿瘤紧紧相连，形同一体，宽 4 英寸，从顶到基底深 3 英寸。7 月 14 日，3 个肿瘤被切除。团块中最大的肿瘤由半软骨或者骨连结与一个棘突紧密连接。整个肿瘤十分坚硬且近似角质。从过去一年肿瘤的快速增长情况判断，它肯定很快变得难以处理。切除肿瘤没有造成不良后果，切口处长出肉芽组织，愈合情况良好。

病例 446：阿琪的病例在第一季度报告中有所提及，就诊日期是 1835 年 12 月 27 日。原有肿瘤被切除约 3 个月后，她在河边行走时，一个挑着重物的苦力匆忙从旁边走过，苦力肩挑的竹扁担顶端刺中阿琪右侧太阳穴的眉毛，也就是切除肿瘤的位置。事故发生后约一个月，她才来到医院治疗，眼上方已经肿胀。在第一个疗程结束时，她按照医嘱待在家里，直到 6 月 1 日；其间，肿块已经长到之前那个肿瘤的尺寸。新肿块与原来的形状不大相同，之前生于面部的其他肿瘤都在增大，新肿块的性质与之前的肿瘤完全不同。新肿块的表面呈海绵状，左侧由起于眉毛的骨疣连接，从底部到顶部深 1/8 英寸，基底部长 1.5 英寸，形成不规则的垂直边缘。肿瘤急剧增大，趋于化脓；患者的身体状况受到影响，可能会致死，除非为她实施外科手术。但夏天的炎热增加了手术风险。考克斯博士和渣甸先生协助过我进行治疗，与他们反复商量后，决定选择合适的日子做手术。7 月 21 日，实施手术。在第一刀切开后，大量绿色液体从那个紊乱物质的腔室中涌出。先做两条椭圆形切口，从前额中间向下到脸颊，与耳水平的位置，然后第三个切口从第一切口的中间向后到头部侧面，耳上 5 英寸处。整个包囊在太阳穴上被完整分离出来，甚至部分颅骨外膜也被切除，清晰显示扁担一端挫伤导致的血污的颅骨外观。耳上的肿瘤全部切除。上次手术时判断为腮腺及其副腺的东西，是肉瘤样肿瘤，占据了腮腺的位置。这些肿瘤连同深藏于颞窝的肿瘤一并被切除。大约失血16盎司。天气极端炎热，必须每天拆换刀口包扎物，第二天发现眼上方严重肿胀，后来化脓。大部分切口像从前一样愈合良好，要不是皮下出现化脓，切口会恢复得像以前一样快。手术之外并没有出现外生骨疣。这次手术对患者身体的损害比之前要严重，但是她很快就恢复体能和体重。现在患者期待着在数日后出院回家，希望享受暂时脱离死亡的快乐。

此处可以介绍以前的季度报告中提及的其他同类病例，但没有必要这么做。我经常对白内障患者所经历的不便感到惊奇；呕吐是手术后十分罕见的不良反应，出现轻微的炎症是常有的事情。患者住所距离医院较远时，长时间离开家会给他们带来不便。我在多个病例中，都在一次手术中摘除双眼白内障，与摘除单眼白内障手术一样成功。一位73岁高龄的老妇人从广东省的偏远地区来到医院，她既失明又跛足。我发现11个月前她的股骨颈断裂，而且双眼患白内障。在她的朋友们的坚持下，我被说服，不再反对为她的眼睛动手术。我为她实施了手术，发现她的晶状体柔软，组织出现吸收，视力有相当程度的恢复，吸收还在继续，几周后，老妇人离开医院，身体状况比以前有所好转。

我将增补马师爷（Ma szeyay）（第一份季度报告中称为 Matzseah）撰写的诗歌翻译文本作为简短的结语，马师爷是知府的幕僚。这些诗句表达了马师爷和其他患者对医院的认识和情感，马礼逊先生将这些诗句翻译成英文，我对此表示由衷的敬意。一个朋友将其改写成颂诗。为忠实原文考虑，译作的风格必然是僵硬的。这位老先生的谢忱没有丁点虚假成分。当他要离开医院时，他请求留下来并邀请画家为我画像，这样他就能每天对着画像鞠躬。老先生从前曾怀有撰写颂歌的心愿。作画的请求毫无疑问被谢绝。但是，他的颂歌最近被正式赠送：首先，他派遣用人送来各种礼物；然后，他的一位朋友专程呈送这首颂诗和一把镀金的扇子。扇子上刻印着一位优秀的中国诗人的诗作，那是马师爷的一个亲戚工工整整誊上去的，其内容应和主题。这首颂诗前面有部分他自己的评语：

伯驾博士来自一个西洋国家——美国。他相貌堂堂，出身名门望族，品行高尚，乐善好施，并且医术高超。在乙未年（道光十五年）九月（1835 年 10 月），伯驾博士穿越重洋来到广州，创办广州眼科医局，无偿行医。每天数百名患者在伯驾医生的治疗下病情得到缓解。伯驾医生不吝花费，不辞劳苦，从早到晚以最诚挚的热情治病救人。

我的左眼当时已经失明 7 年之久。在 7 年间一半的时间里右眼接近半盲状态。试过的疗法都不起作用，没有哪位外科医生能够治愈我的眼疾。当年 11 月，我的朋友莫启兆为我引荐伯驾博士，而伯驾博士带着我入院治疗。我的床位在医院三楼，伯驾医生在早上和晚间查看我的病情。他首先为我开具药粉导泻，持续 3 天。然后他用银针施术于眼球，术后用布包扎眼睛。5 天后，除去包扎时，可见到光线。10 天后，我能完全看清楚。接下来，他以同样方式对我的右眼进行手术。我与伯驾医生相处近一个月，当年关将近时，公务繁多，我被迫离开医院。离开医院之际，我希望表达自己的谢意，但是，伯驾医生断然拒绝："回来，感恩上帝，吾辈何德何能，怎敢承受？"他同样不善标榜自己。我们来对比一下伯驾医生和很多著名医生的行为。很多著名的外科医生通常收取重金，给患者开几个月的药，但无疗效。如果他们只是提供了部分有效的治疗，那么他们何以吹嘘自己的医德并索取厚重的回报呢？伯驾医生自费为患者治疗，也总能完全治好疾病，但是他却将这一切归功于上天的恩赐，而拒绝收取任何答谢礼金。伯驾医生的品德比平庸之辈高出如此之多，非普通外科医生能相提并论！啊！伯驾这样的人实属罕见。下面是我草拟的颂歌，将这首诗歌①献给伯驾医生。

久矣衰吾眼，七年失阳光。七年何漫漫，令我心忧伤。

一目已失明，一目复遭丧。倏忽又三年，浊雾成屏障。

---

① 译文引自［美］卫三畏：《中国总论》（上），陈俱译，陈绛校，上海古籍出版社2005年版，第490—491页。《中国总论》译者注：无法查得原诗，故按英文大意揣译。

唯冀见天日，奔走却何妨。岂料尽徒劳，须史罄钱囊。

去岁鬻杂物，今年典衣裳。一朝卖房舍，何处将身藏？

仰首问苍天，何来前生殃！罪若不可赎，痛苦自担当。

行善有何报，热肠遇冰霜！此念顷刻间，有友到门户。

殷勤道心意，佳音出肺腑。"侧闻花旗国，良医莅中土。风涛万里余，唯愿拯疾苦。"

片刻不停留，命驾求医去。

医者诚仁术，甘言如春雨。晨昏勤问诊，治我双目瞽。

银针入泪泉，心惊不可支。雾中玻璃珠，慎之碎若骊。

余响犹在耳，怵惕诵苏诗。银针穿脆镜，苦酒饮满卮。

唯忆罹难久，何曾见熹微。若能愈我疾，针痛甘如饴。

医言慰我心，大旱望云霓。虽托外人手，术精亦所宜。

银针探晶球，浊液仔细吸。此功既告成，
香水再洗涤。

双眼紧紧蒙，如有甘露滴。至此唯静卧，
三日不进食。

犹如死亡临，四肢皆伸直。脑际万念灰，
百虑齐辟易。

家庭与妻子，不复念夙昔。一息如悬丝，
生命在旦夕。

突然转机至，清光一缕开。闪烁皆在眼，
吾生未有涯。

噩梦今消逝，光明已到来！正似坟中出，
冲飞上九垓。

亲友齐欢悦，此情何快哉！激流胸中涌，
思绪复翩翩。

万般非所欲，唯愿谢医贤。我欲跪双膝，
医者阻我前。

"所谢非在我"，以手指上天。凡人唯奉献，
美德其勉旃！

为人行善事，尘土视金钱。造福人间世，
此心唯拳拳。

永志医者德，神技四海传。丰碑树心中，

赞美长绵绵。

　　我待在医局近一个月，其间匆忙写就如上内容，以此来讲述我耳闻目睹的伯驾成功行医的善举。（在后续的报告中，我们可能给出这位老先生在这里顺便提到的颂歌译文及苏东坡的引文。老先生讲到我号召他感恩上帝、我的富裕家境等，理解这些细节时，要考虑到中国人常说溢美之词的习惯。）

第四章　广州眼科医局第四份季度报告

截至 1836 年 11 月 4 日。医学博士伯驾牧师撰写。

在过去的一年里，自广州眼科医局在广州开业以来，已经接收 2152 名患者，其中 462 名患者在上季度来院治疗。由于医院的特殊性，疾病和必要的治疗方法都和之前极度相似，这里重复说明类似的病例与治疗以及患者的感激之情是没有必要的；尽管出现和以往报告中同样值得注意的病例，但也已没有重复叙述的必要，除非具有特殊性。

在相似的环境下，给出病例的统计数据，包括未被治愈而去世的患者，得到缓解和痊愈的患者。这是惯常做法，也是我们需要做的。彼此都不太懂对方的语言，难以让患者注意到反馈治疗结果的重要性，患者没有遵守医嘱的要求或者他们住得比较远而不方便按照医嘱去做，这些因素都给统计数据造成麻烦。然而，整体陈述的情况是，长期存在的很多疾病得以永久治愈，也很难想起急性病转成慢性病的病例。很少有患者在医院接受良好治疗后，一周过后还未返回医院对自己接受的帮助表示感激。所有阶层的人们都前来医院求医；增补的某些病例表明，患者对医院的信任并没有降低。在这些病例中，医生充分说明，手术风险很大，如果不接受可取的治疗，死亡便不可避免。在这样的情况下，他们才接受手术。

本季度和本年度的病例如下，第一类为眼病，第二类为杂病。

1. 眼病

黑内障——15/85[①]

急性眼炎——35/153

慢性眼炎——45/106

化脓性眼炎——7/59

---

① 斜线左边为季度总数，右边为年度总数。

淋巴结核性眼炎——0/2

风湿性眼炎——0/6

眼炎——3/19

天花性眼炎——1/29

结膜炎——2/28

麦粒肿（睑腺炎）——0/26

白内障——57/160

睑内翻——36/171

睑外翻——1/3

倒睫症——6/41

翼状胬肉——28/100

角膜混浊与血管形成——51/314

角膜溃疡——5/66

角膜云翳——22/81

角膜白锈菌病——17/101

角膜白斑——6/33

葡萄肿——13/78

巩膜葡萄肿——1/8

眼前房积脓——1/11

虹膜炎——5/40

睑缘炎——24/39

夜盲症——0/3

虹膜前粘连——5/34

虹膜后粘连——5/19

瞳孔缩小——11/26

瞳孔闭锁伴淋巴凝固沉积——9/30

虹膜脱垂——0/7

青光眼——0/7

眼球突出症——0/4

眼球萎缩——11/62

眼球肥大——0/14

单眼球缺失——28/47

双眼球缺失——56/148

黏液囊肿——3/6

飞蚊症——4/6

视疲劳——2/9

上睑恶性溃疡——0/0

上睑囊性肿瘤——0/1

右眼外角肿瘤致右眼向上突出到眼眶外——0/1

结膜与角膜粘连——2/2

源于右眼眶下部近外眼角异常增生，类似静脉

聚集体——0/1

泪阜病——0/2

多血海绵肿——1/1

2. 杂病

耳脓肿——0/7

腰肌脓肿——0/3

大腿脓肿——0/2

腮腺脓肿——0/2

手臂脓肿——0/1

手脓肿——0/2

头部脓肿——0/2

面部脓肿——2/5

下颌病——2/9

下颌脱臼——0/1

耳漏——3/17

耵聍缺乏——1/5

耵聍沉积——0/5

耳道畸形——0/2

耳道扩张——0/1

耳孔闭锁——0/2

耳聋——2/8

耳神经性疾病——0/8

耳息肉——0/1

水肿——2/10

卵巢水肿——4/6

子宫尖锐疣湿——0/1

子宫包虫——0/1

子宫硬癌——1/1

乳腺癌——1/5

甲状腺肿——4/6

舌下囊肿——0/3

扁桃体肥大——0/2

鼻息肉（良性）——0/5

鼻息肉（恶性）——0/2

腹股沟疝——1/4

疝脐——1/1

闭经——0/2

慢性膀胱炎——0/1

脾肿大——0/3

腹部肿瘤——0/2

肉瘤样肿瘤——4/14

包囊性肿瘤——1/4

脊椎弯曲——0/7

截瘫——0/1

包皮过长——1/3

肛瘘——0/5

头癣——0/2

淋巴结核——0/2

哮喘——0/2

假膜性喉炎——0/1

支气管炎——0/1

支气管返流——0/1

肺结核——0/1

肺炎——0/4

鱼鳞病——0/2

疱疹——0/4

脓疱病——2/5

银屑病——0/1

上颌窦病——0/2

鸦片成瘾——0/9

手臂麻痹——0/2

脑积水——0/2

消化不良——1/3

泌尿系尿结石（可排出）——3/4

膀胱结石——2/2

儿童聋哑症——0/2

呆哑症——1/3

针意外刺入胸部，胸骨正下方——0/1

针刺入儿童手掌——0/1

肝炎——2/2

多血海绵肿——1/2

溃疡——5/5

病例 1598：泪道阻塞。刘阿康，25 岁，顺德人，于 7 月 11 日来院治疗，患左眼泪道阻塞。开放泪囊数天，并用纱布包扎，注入硫酸铜溶液，引入细探针，留置约 6 周。排液停止后，取出探针，不久后孔口愈合，泪道完全恢复。此后，患有此病症的另外两人来到医院，现在接受同样的治疗。

病例 1675：肉瘤样肿瘤。梁阿兴，27 岁，艺术花卉工匠，于 8 月 5 日来医院治疗，脸右侧出现一个大肿瘤，从接近颧突上界处延伸 2 英寸到下颌底，距耳后 1 英寸在一侧面部高四五英寸的部位。肿瘤周长 18.5 英寸，已经生长十多年；经过烧灼（通常使用艾），肿瘤顶端已变成令人感到不适的溃疡。尽管肿瘤位置较深，但似乎是可以摘除的。当时患者身体消耗不多，延迟到天气凉爽的季节再做手术不成问题。两个多月后，这位患者返回医院，令我惊奇的是，他的脸色变得如尸体般黄灰。肿瘤已极度恶臭，向内部腐烂，可容纳针在不同方向进入三四英寸。在经过一个疗程的治疗后，患者身体状况短期内有所好转。我们告知患者病情，如果任由肿瘤发展，他肯定很快死亡，而若根除肿瘤，则可能治愈病情；乐观的预期是，他也许能活几年。他听从我们的安排。他本人与兄弟写好保证书：要求摘除肿瘤，如果手术成功，大家皆大欢喜；如果手术失败，就是"天之命"，他们不会怪罪实施手术的医生。11月8日，在考克斯博士、卡伦博士和渣甸先生的协助下，我们成功摘除肿瘤，用时9分钟。分离部分咬肌和颊肌的某些肌肉及大量小动脉，但有两条小动脉需要结扎。肿瘤重25常衡盎司，正迅速发展为坏疽。几天前，已为他调理肠道，手术前20分钟，给患者服用25滴鸦片酊。在切割皮肤分离肿瘤的过程中，患者纹丝未动，脸部的表情也没有变化，甚至没大口呼过气，让我担心他是否失去知觉；但如果问他话，他回答得从容准确。最终，他告诉我，他感觉到手术中发生的任何事情，但是他只是双臂交叉在胸前说："我决心在（手术中）纹丝不动。"缝合线穿过耳旁时，他控制不住自己，颤动了几次。将他扶起来换掉血污的衣服时，他昏倒了，有抽搐的危险，但是躺下休息后便很快恢复，我在他鼻子上涂碳酸铵，并配给葡萄酒和水。把他安顿到床上后，他主诉口渴。伤口处有血液渗出。下午3点钟，患者脉搏120次/分，为之前几天的平均数。治疗方案：晚上，患者食粥并饮用甘菊茶。海因丸10格令，杜佛氏粉5格令。晚上9点钟，患者脉搏96次/分。患者主诉颈部一侧肿胀，而且我推测在患者颈阔肌下有血液沉积，挤压后出现气肿。在患者脖颈有血迹的部位擦酒精洗液。

11月4日上午，患者无不适。处方给予蓖麻油1盎司。患者白天排便顺畅，很少感到口渴或疼痛。先前晚上的气肿基本消失——脉搏90—96次/分。晚间重复使用杜佛氏散。11月5日，包扎伤口。嘴唇的几个刀口边缘已经愈合。一切良好。大便通畅，夜服杜佛氏散。11月6日，患者脉搏为90次/分，所有症状都在改善，继续对患者进行同样的治疗。11月7日，包扎伤口时闻到类似肿瘤的恶臭味，并有稀薄的非正常排液。排出来的凝固血块呈暗黑色，显然是局部刀口缺乏活力。用漂白粉清洗伤口，简单包扎，敷糊药，午前和下午给予一杯波尔多葡萄酒，夜间给予3格令硫酸。11月8日上午，像往常一样清理包扎伤口，注射硝酸银溶液，用浸透鸦片酊的脱脂棉纱布敷盖整个伤口；下午，病情明显好转，局部伤口更显活力，脓液排出顺畅，伤口有所好转，恶臭味减轻；患者脉搏96次/分，继续给予波尔多葡萄酒和奎宁，并允许丰富膳食。每天持续以上治疗方案，鸦片酊效果尤其明显。手术后的第10天，伤口停止排液，伤口全部愈合。颊肌与下眼睑有局部畸形；嘴唇稍有歪斜。患者的整体身体状况大为好转。他似乎很感激医院提供的治疗，非常乐于告知别人医生为他所做的一切。

病例1709：眼睑与角膜粘连。梁广志，三水人。由于之前的炎症，患者的眼睑和角膜产生粘连，以至眼睛失明。从上睑下通过探针，用白内障手术刀把结膜从角膜处分离，超过一半的粘连分离，有部分膜状物保留，很快能被吸收，他将恢复视力。一个12岁的女孩患有同样的病症，她双眼患病，右眼出现葡萄肿。女孩左眼的手术十分成功，再次拥有良好视力。

病例 1726：虹膜后粘连伴角膜混浊。李泰宇，35 岁，江南人。广东巡抚的幕僚，于 8 月 15 日来医院治疗。由于右眼先前的炎症，患者的角膜已变得混浊，虹膜与晶状体粘连，导致瞳孔不规则，异常微小。有段时间，这位先生每周都到医院来治疗。通过搽不纯锌华（未纯化的碳酸锌）并用腐蚀性硫磺洗眼液冲洗角膜，角膜的混浊程度减轻，视力有很大程度提升。借助颠茄，虹膜粘连得以分离，但另一侧仍未分离成功，瞳孔放大，视力有很大改善。

病例 1951：牙槽突病等。张氏，50 岁，来自南京。这里介绍张氏的病例，但对她的病情介绍没有对她个人情况的介绍这么多。在 10 月 16 日，一位官员差人送来口谕，他太太脸部感染，希望我为他太太看病，还说要是我愿意到船上去看病就更好了。约好时间后，第二天一早一名侍从来到跟前。一艘豪华的船停泊在外国商行前，船板上铺有地毯，船顶装有枝形吊灯，船舱中摆放着专门准备的茶水、甜点与糖果等。一位高官站立在门口。我登上船，一位侍从接过我的雨伞并为我撑着。这位高官和他太太各有三四个侍从陪同，侍从有男有女，似乎被高官和太太当作朋友和家庭成员。这位高官是个活跃而有见识的人物。闻听有人提及当今皇上，我即刻询问原因，有人告诉我，这位患者是皇室之胄。这位夫人的女侍从都是蒙古人血统。夫人的面容与我之前见识过的道光皇帝极为相似。她的服饰华丽高雅，她的头上佩戴着各种花饰与金银头饰，身上佩戴着各式珠宝，其中有些上等的芙蓉水晶。她脸上没有涂抹胭脂，她的脚是自然形态。陪伴这位夫人的女眷们在侍从和衣着方面都不比夫人逊色。这位夫人的下颌疼痛 6 个月之久，面部肿胀，形成牙槽突脓肿。她的几颗牙齿已经松动。拔掉两颗下双生牙后，疼痛有所缓解。她主诉每天午夜时牙疼得直打寒战。这种症状有所缓解，她曾经称自己已经康复，但很快又复发。她仍然在接受治疗，了解到疾病的性质。我第一次为她诊断，她就说，治愈牙疼病需要时间。

病例 1992：外形异常。王李氏，49 岁，直隶省本地人，北京翰林院大学士、高州知府之妻；这位夫人于 10 月 18 日来医院就医。她曾经是位貌美的女子，现在却非常难看，这显然是中国外科医生对她治疗不当造成的。她主诉，最初自己眼睫毛翻转，医生用一片裂开的竹片，夹起上眼睑的部分皮肤，直到这部分皮肤脱落才松开。在这个过程中，医生使用的药品有毒性，导致患者染上新疾病，蔓延到鼻子，遍及整个面部、头顶，又到左耳和下颌，患者来医院时病情还在恶化。患者鼻子塌陷到几近与脸在同一平面上，鼻中隔变形，两个鼻孔连成一个。疾病也影响到嘴唇，嘴唇已不能盖住牙齿。头顶和左耳有大块痂。患者肺部受到感染，没有咳嗽，但一直在咳痰。带毛发的眼睑边缘完全被毁，与眼球粘连；无眼泪溢出。眼睛周围疮疡的排液在角膜上变干，脱落时像鱼鳞一样；她依然能感知到光。患者能够在眼睑允许的范围内转动眼球。对患者疾病的治疗首先是给予一剂甘汞和大黄，随后每天服用5格令药西瓜萃取复合物，持续数日。在头、耳和颊部敷具有润肤作用的糊药；糊药由甜梨制成，夜间也敷于眼上。更换糊药时，用卡斯提尔肥皂和温水进行彻底清洗；然后，给予硫酸铜溶液洗剂（4格令：1盎司），交替敷用红色沉淀物和硝酸汞软膏。在这样的治疗下，11月5日，病情得到遏制：头和耳的痂皮脱落，露出平滑的皮肤。骨头未受影响。肺部反复使用起泡剂，内服洋地黄酊、海葱酊和吐酒石葡萄酒。患者咳痰有所缓解，整体面貌有很大改观。她现在留院治疗，接受手术以分离眼睑和眼球。如果能重新分泌泪液，她的视力将有望得到很大改善。这位夫人的一个儿子现年 21 岁，他一直陪伴母亲，长期忍受着脚心大面积溃疡带来的苦痛。对此，他希望进行快速而有效的治疗。

病例 2152：肩关节截肢。肱骨吸收与手臂增粗。朴阿升，23 岁，于 11 月 3 日入院治疗。6 年前，他从房顶掉下来，左臂肱骨于肘至肩的中部骨折，骨折远端向上向后移位。随后骨折愈合，能正常使用手臂。直到 6 个月前，在参加歌会的人群中，手臂再次骨折。根据患者的陈述，从那时起，他的手臂逐渐增大，一直增大到现在这么粗。手臂变得粗大，除了带来疼痛，手臂的重量还让他身体偏向一侧；手臂的几个部位，粗大得好像要裂开；皮肤因肿大而发亮，其中穿行的静脉众多，且明显粗大。毋庸置疑，如果手臂内含液体，哪怕感知不到脉搏，也能判断肿瘤可能是动脉瘤性质的。11 月 4 日，猜测患者手臂里含有脓液，在考克斯、卡伦、渣甸和邦斯尔几位先生的协助下，我为患者手臂做穿刺，这样也许能避免截肢；不过，我们也做好准备，若穿刺效果不好，就截去手臂。一切开脓肿，就喷出暗

绿色脓液，但颜色很快变深，混着血。起初，排出
16 盎司的脓液，其性质尚且不明确。希望排出脓液
中的血是手术刀切割小动脉时溢出的，肿瘤深处有
脓液，几乎整个柳叶刀刀体都重新进入手臂，但是，
依旧排出相同的脓液，且其中静脉血含量更多；共
排出 32 盎司的脓液，皮肤表面的穿刺孔闭合。大家
一致认为，拯救患者的生命的唯一机会是截肢，但
是，患者已经体力不支，而且他的父亲不在场，如
果没有出现紧急情况，我们推迟到第二天进行手术。
下午 3 点钟，被切开时曾缩小的肿瘤，增长到比原
来的尺寸还大，推测是切开的静脉流入肿物，如果
不是患者的朋友不在场，手术必须在当时就进行，
而不能等到第二天。第二天上午（11 月 15 日），患
者手臂僵硬，周长已有 30 英寸；手臂皮肤极度延
展，好像其中的液体正渗入肩关节周围的皮肤内，
这增大了截肢的困难和风险。然而，后来发现，这
只是肿胀而已。患者的父亲和朋友已经来到医院。
按照惯例，当手术有致命风险时，他们在手术前须
表示同意手术；患者已经从之前憔悴的状态中恢复。

　　上午 11 点，提前一天就到场的各位先生已准备
好，所有截肢手术的准备工作也已完成。患者坐在

一把椅子上，腰部缠绕着一条床单，以支撑身体；使用止血带，由助手结扎锁骨下动脉；听从利斯顿（Liston）的建议，做单皮瓣，而疾病的扩展不允许库珀使用惯用的两刃切断刀。用较大的手术刀，从肩封突缝两侧开始做两个切口，在三角肌起点处汇合，即刻向上分离；切开囊韧带，肱骨头脱离关节窝，另一刀向上将手臂与躯干分开。血液涌出，而动脉早已被缚住并进行安全处理。从手术刀开始切割到将截掉的手臂放置在地板上，整个过程不足一分钟；然后，将患者安置在床上，移开动脉的加压物品。截肢处形成一道良好的皮瓣，如常对伤口进行清洗包扎。手术后，患者吐出白兰地酒、水和其他药物。

患者截掉的手臂在外观上与培根火腿相似。截掉的手臂重 16 斤，相当于 21 磅。在前一天的穿刺处切开手臂，一股深咖啡色脓液涌出。最先切开的空腔内有 8—10 盎司的凝血块，凝固在一个其他物形成其壁的石箱上，像铅白色的膜。打开其他腔室，有类似的排出物和大量疑似腐臭的半凝固血块，呈浅紫色，像死于肺结核患者的肺那般结构混乱。有些石箱内含近半脱品的脓液。从腋窝到前臂，探查臂动脉及静脉，动脉极细小，直径约 1/10 英寸，动脉外膜薄；静脉也很细小。桡神经相当粗大。除了两端约 1 英寸的末端，骨完全被吸收。从这些残余的小部分骨突出一些骨针。直到我们发现整骨被吸收，肱骨头好像与关节盂自然形成新的关节。有骨化点，但是总体来说，石箱内壁及手臂背侧由致密的软骨壁包围，像牛胸肉一般，肌腱纤维如卷纹枫木般朝四周伸展。肌肉明显受损严重，肘附近大片软骨的肌腱已经消失，损坏的肌肉有三四英寸厚。肘关节往下的肌肉是完好的。患者前臂出现水肿，皮下脂肪相当厚。所有在场的人都说这是他们见识过的最著名的案例。据我所知，这位患者是第一位自愿接受截肢的中国人。

下午 5 点钟，患者醒来，问能吃什么食物。给予患者粥食。患者的脸色良好；讲话声音自然，主诉自己感觉身体有些凉，但是他的体温正常，皮肤摸上去也正常，前额有微汗。刀口处渗血不多，患者只是感觉有点疼，但是他很安静；他的脉搏为 126 次/分。在朋友 H 先生的陪同下，我整夜都在看护患者。在第二天凌晨 1 点钟，他想知道自己是否可以吃鸡肉。他偶尔从睡梦中惊醒，当他醒来时，说自己的手臂好像还长在身体上。四五点钟时分，他安然入睡，虽然他有些发热，舌头苍白，皮肤干燥，但没有说感到疼痛。在6点时，用湿布为患者擦拭身体，给1盎司的蓖麻油服用。从4点开始，患者脉搏变为110次/分；白天，排出大便，所有症状都变好。在18日清洗包扎患者的伤口时，发现接近整个结口基本上一期愈合。拆除部分缝合线。在21日，再次更换敷料，剩余缝合线脱落，刀口外观良好。患者在室内步行，他的整体健康状况良好，体力迅速恢复。他与父亲表达的感谢似乎是深切而真诚的。在这里，我要表达对考克斯博士、卡伦博士和渣甸先生的谢意，他们经常为我提供及时有力的建议和帮助。我感激考克斯博士在过去一年不知疲倦地参与医院的各种手术，在每个手术日都协助我，除了善举，他别无所得。不表示对考克斯博士的谢意，我会感到不安。

无论遇到即将失去光明的患者，还是别无他求而只奢望延长生命的病危患者，都能够推动一位医生义无反顾地履行救死扶伤的善举；这种情势有时候是眼科医生和外科医生无法避免的。医生竭尽所能自觉为自己的患者治愈疾病，会减少因采纳治疗方案不当而缩短患者生命导致的内心愧疚和不安；当医生采用合理的治疗方案或者手术成功而挽救患者生命时，他就会收获一份唯有自己付出代价才能够得到的快乐，感受可怜兮兮的丈夫或者妻子得以满意时的欣慰，经历父母或者孩子从确信不治之症和死亡讯息时的绝望到赐予被挽救生命后的感恩戴德，体验患者的亲戚朋友所表达的由衷感激。回顾过去一年，我想起几个转危为安的病例。所有在医院接受治疗的患者中，没有一个患者因医生采纳的治疗方案而受到损害。令人欣喜的是，我们了解到，成千上万的患者接受了医院的有效治疗：有些患者的听力得以恢复；有些患者终于走出黑夜，迎来白天，看见亮光；而有些患有不治之症的患者最终可能双目失明，但得到了及时的治疗。所有这些患者得以康复，都需要感谢给予他们治疗的和善而慷慨的医生及朋友。包括患者在内的曾经来到医院的中国人可能不少于 6000 到 7000 人。他们见证了所有的手术并目睹患者被治愈的过程。这些患者来自中国各地；他们记住并流传所耳闻目睹的事实与信息。结果，来自偏远省份的患者纷纷前来医院求治，新的疾病和疑难杂症不断出现，基于此，我们不仅日益渴望持续经营已创建的广州眼科医局，还强烈希望能创办医局分号并为更多患者提供必要治疗。

中国的朋友和慈善家过去慷慨捐资总额约81800美元，这让我们相信，他们将持续为广州眼科医局捐资，过去如果没有他们的支持，医局的规模肯定会大大缩小。但是，从欧洲和美国的慈善和人道主义角度而言，我们必须寻找更为专业的人士来经营广州眼科医局。个人很难承担现存医局的劳务和职责，除此之外，如果缺乏外援，不可能扩展医局的业务范围。所有知晓医局承担的患者压力的人，显然都明白医局急需更多和更好的床位。毫无疑问，上层社会的患者人数比预想中的要少，如果有合适的房间给他们治病，在房间里他们免受旁人的眼光，人数会多一些。医局病房总是人满为患，让病人感到不适，也不利于他们的健康。提及这些事实细节并非出于抱怨，而旨在为有志于提高中国人福利的人们展示实情。

第五章 广州眼科医局第五份季度报告

截至 1837 年 2 月 4 日，医学博士伯驾牧师撰写。

乐善好施的朋友们表现出对医局的极大兴趣，有合理的原因来了解医局的发展和成就。虽然下面将要介绍的很多疾病与之前报告所描述的病例极其相似，但这些疾病的患者来自中国的各个阶层，来自不同的、更遥远的地区。为说明医院所付出的努力和日益扩大的影响力，以及中国人对医院的信任尚未减弱，应该报告这些病例。截至目前，医院接收的患者为 2700 人，其中 548 名患者是在上一季度入院治疗的。下面展示本季度出现的疾病。

1. 眼病

黑矇（黑内障）——5

急性眼炎——60

慢性眼炎——15

化脓性眼炎——15

风湿性眼炎——1

眼炎——4

神经性眼炎——1

结膜炎——4

麦粒肿（睑腺炎）——2

白内障——42

睑内翻——62

倒睫症——14

翼状胬肉——46

角膜混浊与血管形成——70

角膜溃疡——3

角膜云翳——31

角膜白锈菌病——26

角膜白斑——10

葡萄肿——29

巩膜葡萄肿——2

虹膜炎——1

睑缘炎——14

夜盲症——2

虹膜后粘连——6

瞳孔缩小——7

瞳孔闭锁伴淋巴凝固沉积——8

虹膜脱垂——2

脉络膜炎——2

眼睑肉芽形成——38

眼积水——2

单眼球缺失——25

双眼球缺失——37

黏液囊肿——2

飞蚊症——2

视疲劳——3

结膜与角膜粘连——1

干眼症——2

泪阜病——2

多血海绵肿——3

眼睑赘生物——1

2. 杂病

耳脓肿——1

手臂脓肿——1

下颌病——1

耳漏——3

耵聍缺乏——1

耵聍沉积——1

耳聋——6

水肿——6

卵巢水肿——1

乳腺癌——1

甲状腺肿——2

舌下囊肿——1

鼻息肉——1

闭经——2

疝气——1

腹部肿瘤——1

肉瘤样肿瘤——5

包囊性肿瘤——1

先天性肿瘤——1

风湿病——2

甲沟炎——1

心脏肥大——1

关节积液——1

头癣——1

淋巴结核——3

鸦片成瘾——2

儿童聋哑症——1

多血海绵肿——1

溃疡——2

病例 2214：11 月 21 日，肉瘤样肿瘤。骆环顺，41 岁。这位有趣的女人来自本村头等户，她的左脸出现肿瘤已经 20 多年。肿瘤位于耳下，向前扩展至面颊，向下到颈侧，几乎触及锁骨。如往常一样，患者的肿瘤表面还留下使用烙术和腐蚀药的痕迹。患者陈述，曾切开肿瘤，但难以止血。调理过整体健康状况后，于 12 月 15 日成功切除肿瘤。患者勇敢地忍受着手术的痛苦，体现出中国人的坚毅品性。手术中失血量不少；患者呕吐，但没有昏厥。她担心术后留下的大焦痂可能会让她毁容。手术中从耳向气管切口相当垂直，面部大部分皮肤得以保留，使伤口位置向后，位于下颌角下。伤口一期愈合，

10天后拆除所有包扎物。面部几近恢复到自然状态。她满怀感激与欢欣，回到丈夫身边，回到家庭。

病例2231：11月21日，先天性肿瘤。王启金，27岁，广州人，是一位受人敬重的茶商的儿子。患者的肿瘤病史如下：刚出生时，他的右侧臀部非常大，如他的奶妈所言"有些肥"。直到8岁，孩子的身体才引起特别关注，当时他身体异常增大已经十分明显。前几年，肿瘤逐渐增长，但在最近4年间，肿瘤迅速增大，现在重量接近其体重的1/3。肿瘤显然依靠背部第一假肋，髂骨和臀部的纤维带悬挂着。肿瘤附着约覆盖1平方英尺表面，延伸至稍低于膝关节的部位。纵向上看，肿瘤从基底到尾骨附着处，长度为4英尺又3.5英寸。围绕肿瘤基底直接画一条线，周长为3英尺6.5英寸；从髂骨脊椎开始，环绕到悬垂部分以下，再到对侧髂骨脊椎，长度为4英尺。根据不同的计算方法，肿瘤重量范围在60—100磅。患者坐下时，肿瘤就相当于圆形坐垫，使他变高6英寸，甚至更高。肿瘤随着天气冷热状况而变化。早上，肿瘤外皮起皱，肿瘤及背部几英寸、向下到大腿的皮肤呈深色，像色素痣。有一块稍有不同，似是腺性的。肿瘤无痛，年轻人的健康状况良好。他容易紧张，动作敏捷，对轻微的触碰都很敏感。他来到医院时，右臀有一个因躺卧而形成的大疮，硬化、失去活力的皮肤就像厚皮革。有四五处排液，是本地医生治疗所致。他们非常精准地施以腐蚀剂，好像这些特定的部位就是疾病的根源。

敷糊药后，大腿上的失活皮肤很快脱落。大疮和排液点都顺利愈合。参考几位医界朋友的建议，在肿瘤上做一切口，长 2 英寸，深 0.5 英寸。探查肿瘤性质。表皮与肿瘤分界清晰，团块质地如乳房，切口光滑，质地致密，无法用手术刀划破。切口出血量小，颜色较淡，像是淋巴性质的液体，而不是血液。

我不再怀疑摘除肿瘤的可行性与患者及其亲友的愿望，而且几位医生给出支持性建议，他们是来英国和法国等国家的外科医生。他们已经检查过病例，根据他们的辨别与判断，我更加坚定对手术的信心。手术前，在患者的亲朋中，持反对意见的主要是他妻子。现在，似乎患者本人更害怕切除肿瘤。是否要进行切除，取决于患者本人和亲友的意志。

病例 2261：11 月 28 日，包囊性肿瘤。余富，26 岁，原籍江西，惠州知府的儿子。这位学者风趣而有才智，他颈部有一个中等大小的肿瘤，但正在增大，他因此向我咨询。得知肿瘤很容易摘除时，他非常高兴。我要求他在下一个手术日来医院进行手术。摘除肿瘤后，发现其中含有 1 盎司深色面团样的凝结物。囊肿十分坚韧，内壁表面衬以大量突起的丘疹。5 日后，刀口愈合。这位年轻人与同窗竞争功名，竭力争取仕途。由于肿瘤最后会成为障碍，他断然选择摘除。毫无疑问，摘除肿瘤是患者父亲乐意见到的，因为他希望儿子和自己一样享有权力。

病例 2278：12 月 5 日。陈社勤，来自南京，26 岁，由父亲陪同求医。父亲说，他们走了近两个月的路程，有数千里，希望为自己的爱子求得医治。一年前，似乎是在广州经商的一位茶商将医院的消息传到南京。由于茶商的劝说，加上已无计可施，患者父亲选择到访广州。了解到这些情况，看着这位亲切却备受疾病折磨的年轻人而无法给他鼓励，让人深感遗憾。多年来，患者遭受慢性风湿折磨，几乎所有关节都受累，导致完全或不完全关节僵硬。他能正常张开嘴巴讲话和进食。他的肩关节、膝关节和踝关节活动度尚可。但他的肘关节、手腕关节和手指却是僵直的。患者左前臂的桡骨在肘关节部位是僵直的，但在手腕关节可正常活动；尺骨在腕关节处是僵直的，在肘部关节却能自由转动。髋关节只能稍微前后活动。任何超出习惯性移动范围的动作都会引起疼痛。我们告知患者父亲，需要一定时间才能看出疗效，而且他能期待的最好结果是儿子的病情得到部分缓解。在这样的情况下，他只来过几次医院。

病例 2335：12 月 5 日，疝气。娄氏，41 岁，生育有 9 个儿子和 1 个女儿，肚脐与胸骨之间有一个大肿物，在腹白线上出现直径约 2 英寸的破裂，横结肠经破裂处突出，在皮下清晰可见。肿瘤破裂处不时引发剧烈的疼痛，医生对其进行适当加压，突出缩小，用绷带缠绕腰部，并指导她缠绕方法。从此，患者经常与朋友们一起来医局，这个曾经严重的问题已不再给她带来不便。

病例 2386：12 月 12 日，玻璃体液吸收。周献春，60 岁，高要人，左眼完全失明。眼外膜正常；眼内膜完好透明；瞳孔异常扩大，晶状体混浊且萎缩，位于眼底部。玻璃体液完全被吸收，清澈的眼房水充满两个腔。没有黑色素分泌，眼球内表层呈

纯白色，由含浅色动脉血的血管穿过。没有找到视
网膜的痕迹。整个眼睛像初生的一样漂亮。让人感
到奇怪的是，可能存在一种病因，足以引起眼睛内
部变化，而不影响眼睛外部的被膜。

病例 2399：12 月 19 日，肿瘤海绵肿。韩阿武，
广州人，12 岁，生有直径 2.5 英寸的肿瘤，正好位
于左肩的肩峰突上，向颈部延伸。使用腐蚀剂后，
引发海绵肿，达肿瘤大小的 1/4，像一丛草悬挂在肩
上，分泌刺激性液体，致手臂皮肤剥脱。这个孩子
身体肥胖，脸色蜡黄。摘除肿瘤时，第一个切口出
现黏滑的排液，让人感到担心。肿瘤可能与肩关节
相通，滑膜液正在溢出。幸运的是，分泌物属于肿
瘤内含物质。14 天后，一切正常。第一次手术中，
将孩子置于手术台时，我们发现孩子大腿上有另一
个肿瘤，这个肿瘤比肩峰处的肿瘤大。第一次手术
康复后，第二个肿瘤也被摘除。由于不清楚肿瘤的
性质，手术过程变得烦琐。肿块与周围的脂肪之间
无界线；肿块上的皮肤只能用刀分离。它就像致密
的软骨聚集团，近中心处硬度增加。这个肿瘤和另
外一个肿瘤一样，都有黏性分泌物，在这两个手术
中都出现相当多的黏性渗出物。现在，这个小伙子

已经康复。

病例 2474：12 月 26 日，李阿娥，来自南京的年轻女士，19 岁，是一位丝绸商的长女。患者左眼自幼患病。此时，一个附有肉质赘生物的白斑覆盖角膜顶端。血管扩张并穿过角膜。我们告知患者的父亲，治疗至少可以阻止患者眼睛继续恶化，或许她的视力会提高。父亲说他信任我们的治疗；如果没有信心，他就不会让我们为患者治病。

医生反复使用硝酸银，去除左眼的肉质赘生物；血管在角膜与巩膜的交界处切断；患者身体总体健康，在颞部施以水蛭治疗，给予起泡剂。腐蚀剂在角膜上留下的凹陷很快由新的肉芽组织填充。角膜上的血管变得模糊，视力提高。距离稍远一些，陌生人几乎无法觉察出两只眼睛的区别。在本季度结束之际，父亲和两个女儿携带礼品来到医院道别，由于礼品过于丰厚，患者已经治愈，礼品被谢绝，但他们不肯带走礼品。随后，患者和她 13 岁妹妹又来到房间，跟随的仆人带着一条深红色的毛毯。此情此景给人的第一印象是，这是他们用来答谢的另一部分礼品。然而，仆人在我面前把毛毯铺在地上，这两位年轻女子跪在毯子上。我们严肃地告诉她们不需要也不允许叩头。但她们对此置之不理。尽管我抓住姐姐的衣领，试图阻止她下跪，但两姐妹已经两次叩头在地。此时一群患者和欧洲人在场。父亲的穿戴如同官员，女儿身着装饰华丽的长袍。同样来自南京的一位小伙子的病情已经发展到无可救药的境地，而这位年轻女子的病例取得如此令人满意的疗效，这算是相当幸运的。

病例 2637：1837 年 1 月 23 日。眼睑粘连。秦阿灿，14 岁，南海人，7 岁时患天花，导致右眼睑缘粘连在一起，除两个眼角附近的一小点，眼睛完全被遮盖。7 年来，患者的黑眼球完好，但是既看不见，也不能被看到。用小弯剪分离眼睑，可以立刻看到右眼球。这则简单的病例让旁观的人印象深刻，治愈 6 位肺部感染者都不能让他们有这样的反应。这件事证明了他们对外科的忽视。

病例 2638：1 月 23 日。翼状胬肉与赘生物。陈荷，52 岁，番禺人，双眼生有翼状胬肉。除左眼处有 4 个翼状胬肉外，患者下眼睑内侧还有一个比咖啡豆稍大的深色赘生物。这些障碍物几乎使患者无法使用良好的眼球。这是当地非常频发的疾病之一。已为患者摘除一处翼状胬肉和赘生物。本季度末，患者身体状况良好。

腹腔积水。上个季度医局治疗了几例腹部积水患者。一位 43 岁的妇女患病已有 6 年，一次抽出 7 加仑透明液体。几天后，她情况良好。另一位大约 50 岁的妇女，第二次手术时，从其腹部抽出 6 加仑液体。她的肝脏增大，占据腹腔近 1/3 的空间。从一位年轻女子的腹部抽出 5 加仑液体。这位年轻女患者的朋友对我们的手术将信将疑，一听说患者的病得以减缓，即刻来看她的病情是否真的好转。患者不在意手术过程的痛苦，但在手术结束时看到朋友们来祝贺自己，她兴奋得流泪。另外两位女性腹腔积水患者各抽出 6 加仑液体。其中一位患者腹部的积水被排空后，发现 4 个坚硬的肿瘤，直径约 3 英寸，形成一个方块形状；随着腹肌萎陷盖在肿瘤上，肿瘤变得清晰可见。肿瘤可从一侧移向另一侧，并可移向横膈，但不能移到脐下，很可能是附着部位较高。这位可怜的妇女只希望自己活到儿子 25 岁的时候，那时儿子就该结婚了。除此之外，母亲对生活别无他求。第一份季度报告中有位年轻女子的情况相似，她的病似乎已永久性治愈。我们对这位母亲也采用一样的治疗方法。

截肢的那位小伙子健康状况良好，他感到幸福快乐，好像自己从未有过不幸的遭遇。

在第一季度报告中，通过切除睑板以治疗睑内翻得到一些正面评价。这种手术暂时有不错的效果，也在不断完善。在很多病例中，正是中国人眼睑的特定弯曲度让这种疾病持续发作。睫毛没有内转到眼球上，但在愈合过程中，伤口的外层皮肤与内缘接合，但这外层皮肤并非黏液膜，且迅速内转到角膜上，成为刺激源。现在的治疗模式是，在较低的眼角做一垂直切口通过睑板，开泪点；然后，用郭雷枢先生专门为此发明的医用镊子，夹住上眼睑上面的皮肤皱褶，用弯剪剪掉，留下睫毛旁 1/5 英寸的皮肤。这样的做法比保留更多的皮肤带来的睫毛外翻效果更好。手术完成，用三条缝合线和胶带闭合刀口。第二天后，缝合线脱落，四五天后，患者情况得到缓解。镊子有弯曲的镊齿，与眼球的凸面吻合，并且与切除的皮肤部分等宽，在新月形状的每处有轻微倒刺，非常便于手术进行。使用镊子时，螺旋形弹簧迅速夹住皮肤。大量病例的经验，让我坚持用纯铅溶液防止不常出现的翼状胬肉复发。手术出血停止并清洗眼球后，在新伤口上应使用 1—2

滴这样的收敛剂。但要特别小心，不能让收敛剂进
入剥蚀的角膜部分，因为这会在角膜上留下永久性
沉积物。为防止此类事故发生，需固定眼球，一名
助手准备好注射器，必要时使用。在沉积物形成前
将收敛剂冲走。这种疾病很常见，能够改进治疗方
法，我要感谢朋友郭雷枢先生提供的经验。

第六章 广州眼科医局第六份季度报告

截至 1837 年 5 月 4 日，医学博士伯驾牧师撰写。

最近 3 个月医院接收患者 650 人，自医院开业以来，患者总数达到 3350 人。由于对疾病和患者性格有更多了解，我很快就能给出一份形式不同而内容多样的报告。人们对医局的关注不断增加，从医局受益的期望从未像现在这样强烈。目前限于两周一次的患者接诊日，患者众多。包括患者的朋友在内，有时单日到院求医者超过 200 人或 300 人，有一次约有 600 人。虽然医局为失明患者提供治疗，但是大量患有其他各种疾病的患者来到医局，而且他们时常成功地恳求医局接受其入院治疗。从医局

治疗中受益的人往往也支持这种强烈要求。患者们
在医局互相熟识，能够自由地表达对彼此的关心。
仅从那些罹患各种严重疾病患者的眼前福祉来说，
谁见到这些场景都会意识到迅速为患者提供治疗的
紧迫性。拒绝救助那些可以救治的人而只治疗已经
接收的患者，是件令人纠结的事情，这么做也不切
实际。我们担心，将他们拒之门外将给医局带来不
利影响。他们看到眼病、肿瘤及四肢骨折患者得到
免费治疗，而自己患有咳嗽、发热或其他疾病，需
要内科医生而不是外科医生，因此他们不能入院治
疗。本季度报告中记录的发病率最高的疾病是急性
和慢性眼炎、白内障、睑内翻①、翼状胬肉、角膜云
翳、睑缘炎及眼睑肉芽组织形成，如下所示。第一
类是眼病，第二类是其他疾病。

1. 眼病

黑矇（黑内障）——22

急性眼炎——49

慢性眼炎——74

化脓性眼炎——14

---

① 原文为 entropia，按 entropium 或 entropion 翻译。——译者注

眼炎——6

结膜炎——4

麦粒肿（睑腺炎）——4

白内障——62

睑内翻——78

睑外翻——3

倒睫症——10

翼状胬肉——35

角膜混浊与血管形成——28

角膜溃疡——10

角膜云翳——59

角膜白锈菌病——4

角膜白斑——7

葡萄肿——22

巩膜葡萄肿——2

眼前房积脓——4

虹膜炎——4

睑缘炎——38

夜盲症——1

昼盲症——1

近视——1

虹膜前粘连——11

虹膜后粘连——3

缩瞳缩小——5

瞳孔闭锁伴淋巴凝固沉积——5

虹膜脱垂——6

青光眼——2

脉络膜炎——4

泪溢——6

眼睑肉芽组织形成——50

单眼球缺失——49

双眼球缺失——53

黏液囊肿——6

飞蚊症——3

眼睑肿瘤——2

角膜先天缺陷，巩膜伸展到角膜位置——1

结膜与角膜粘连——2

眼外受伤——2

眼癌——1

泪阜病——2

2. 杂病

耳漏——2

耵聍缺乏——1

耳聋——3

下颌病——1

水肿——2

卵巢水肿——1

乳腺癌——1

甲状腺肿——4

肉瘤样肿瘤——2

包囊性肿瘤——4

脐疝——1

关节积液——1

风湿病——2

痛风——1

肺结核——2

失音症①——1

消化不良——1

儿童聋哑症——3

上肢多血海绵肿——2

溃疡——1

---

① 原文为 aphone，应为 aphonia。——译者注

鸦片成瘾——2

淋巴结核——1

麻痹——2

唇裂——1

癫痫——1

结石症——1

尿道狭窄——2

脾肿大——2

蛛网膜炎——1

肝炎①——1

腮腺肿大——3

尺桡骨骨折（一年）——1

眼病及其治疗方面没有特殊病例值得介绍。这里增补几个肿瘤案例。

病例 2732：包囊性肿瘤。黄琦，12 岁，顺德人。这个小女孩被母亲以 8 美元或 10 美元的价格卖作婢女。买主是位有教养而且值得尊敬的中国女性，她陪小女孩到医院治病。这位女主人说孩子不是自己的子女，但自己像亲生母亲一样对待孩子。孩子

---

① 原文为 hepetitis，应为 hepatitis。——译者注

患病的理由就足以让女主人把孩子退还给其生母，但是她不愿意这么做；听说广州的医局后，她愿意花时间和金钱来缓解孩子的病情。孩子骶骨偏右有一个包囊性肿瘤，基底部周长约 16 英寸。肿瘤压迫已造成部分骶骨吸收，并导致尾骨外翻。肿瘤可移动，重压无痛，脊柱或下肢无衰弱症状。经过相应准备后，患者肿瘤被切除。发现肿瘤由一条普通翎管大小的蒂连接，蒂已进入一个骶后孔。切开蒂时，一位协助手术的先生注意到，少量牛奶样物质从附着点流出。肿瘤像一个装满透明物的水囊，需要结扎线防止液体从中漏出。如常包扎伤口。手术后几小时，孩子处于浅昏迷状态，问话时回答缓慢——可能是因为服用了鸦片制剂。当晚与第二天早晨，女孩的脉搏在 130—140 次/分，高烧，对手术结果感到焦虑。给予甘汞及大黄后，女孩排出大量的大型肠道寄生蠕虫（蛔虫），至此所有令人担忧的症状消退。女孩食欲好转，一个多月后伤口由肉芽组织愈合。女孩变得非常健康，脸颊丰满红润，满 6 周时出院。

病例 2850：唇裂。蓝阿棠，17 岁，湖南人。先天性畸形，容貌丑陋。唇裂向上伸展至左侧鼻孔，两颗牙齿在裂口处向外突出。拔除外突的牙齿，肿痛消退后，实施手术。伤口愈合理想，约一周后拆除包扎物。患者的容貌与声音均有很大改善。

这种面容缺陷的整形手术有时由本地医师完成。手术包括在裂口边缘搽腐蚀剂，边缘脱落时，伤口边缘合拢起来并由肉芽组织愈合。本人见过 4 例手术完成。其中一例手术中，患者的上唇拉得太紧而形成一条直线，加之下唇突出，容貌整形很不理想。不清楚这是手术者的失误，抑或是个案的必然性。在另一个男性病例中，患者的口唇被拉歪。

病例 2982：3 月 13 日，荀方，顺德人漕堂的儿子，50 岁，出生于直隶省。由于生活恶习，他的总体健康状况已受到影响。他头部生有溃疡，颅骨未受感染。8 个月前曾治愈溃疡，随后失明。他来院治疗时有光感，但无人引导，他就不能走路。有人劝他缓解所忍受的剧烈疼痛，这样或许能阻止疾病的发展，而且可能改善视力。眼部血管堵塞。在眼睛下方施用一打水蛭治疗，这个地区的水蛭体型很大。处方给予 20 格令蓝药丸及 1 盎司硫酸镁。水蛭疗法迅速缓解病情，患者吃惊地表示，他能够看着自己的手指来计数。3 月 16 日，视力持续好转。水蛭疗法导致左侧面部及颈部腺体肿大。患者便秘，给予他 1 盎司蓖麻油并在面部热敷，夜晚患者服用鸦片制剂。3 月 29 日，患者脉搏 126 次/分，右侧面部也受感染。左侧肿胀稍减退。昨晚，患者呕吐 5 次。双耳上产生大水疱，似乎是发疱剂引起的。水疱几乎没有发红，意味着这不是丹毒之类的疾病。（另一个患者做了睑内翻手术且已出院，此时他出现类似感染而返回医院。我从未见过比这例更严重的丹毒。两个患者的面部几乎难以辨认。）他非常虚弱，呼吸极度困难，干咳，胸痛，舌苔厚，干燥，并有便秘。用冰岛地衣、阿拉伯胶及甘草制成煎剂，嘱其随意服用。处方给予硼酸苏打水含漱、1 盎司泻盐及阿片制剂，并在就寝时用温水足浴。如果患者愿意，就进食粥或者西米。3 月 30 日，情况明显好转；已排便，继续同样的治疗。3 月 31 日，患者不能来院，出现呼吸困难、口渴及虚弱症状，病情加重。他手足冰冷、面部更加消瘦，正如聪明的仆人所报告的那样。立即让他服用 1 盎司蓖麻油与 1 打兰松节油，并给予 12 格令甘汞、6 格令吐根粉及 1 盎司糖，分成 12 份，每小时服用 1 份，每小时 30 滴松节油，每 3 小时半格令鸦片制剂，每 2 小时 2

格令硫酸奎宁。头部涂用亚硝酸钾洗液以保持湿润，允许患者如往常一样随意饮用冰岛地衣煎剂。4 月 1 日，患者昨晚排便，之后有点胃口，大量咳痰，舌象好转，四肢转暖。病情好转，继续同样的治疗。4 月 4 日，3 天没听到患者的消息。仆人汇报说患者情况好转。疾病症状已经明显消退。他依然主诉身体无力，伴有腹泻；食欲变好。继续用地衣煎剂与亚硝酸钾洗液，配合海葱醋蜜。4 月 8 日，患者被送来医院，但没有下轿。接下来，采用一个疗程的补益疗法，首先用硫酸奎宁，随后用饱和酒石酸铁。仆人偶尔回来说，主人处于康复中。

在准备这份报告时患者回过医院，他穿着官服，带着礼品诸物。他身体健康，说两天后启程前往北京，希望医院就他未来的健康与视力给予建议。

病例 2986：肉瘤样肿瘤。张阿春，43 岁，广州市人，面部右侧生有一个肉瘤样大肿瘤，五六年前开始生长。张阿春是个石匠，坠饰般的肿瘤给他的工作带来很大阻碍。4 月 15 日，肿瘤在 4 分 56 秒内被切除。20 分钟后，患者上床休息。肿瘤基底部长 14 英寸，若围绕肿瘤中部测量，比 14 英寸还要长。重 2.25 斤，即 3 磅。伤口几乎完全在一期愈合。9

天后，包扎物全部被拆除。手术中，切口做成伤口边缘与颧突垂直，向下到下颌角外侧的后部，此处1英寸下方与之颧突平行，面部外形受损极小。

病例3000：4月17日，刘阿金，12岁，来自顺德陈村，是父母挚爱的独生女。孩子的右侧臀部生有类似脂肪瘤的囊肿物，由于肿物巨大，患者走路时身体需要前倾以保持平衡。除非常消瘦外，她的健康状况尚好。食用丰盛的膳食10天后，患者有很大改善。4月27日，在得到家长的常规免责保证后，在2分14秒内切除肿瘤。基底部周长（凸出身体的部分）2英尺，中部更大；肿瘤轻微粘连，由层状脂肪组成，每层由环绕的鲜红色①膜分隔，直到中心部分发现更坚硬的结构，像是软骨。肿瘤重5斤或7常衡磅。第三天换药，愈合明显。一周后全部愈合，孩子能够在室内行走，没有感到疼痛，伤口无损伤。现在她的健康状况良好，身材较之前丰满。术后第一天，她很少感到疼痛。手术时，旁观者特别注意到孩子父亲的情感变化。父亲在手术室，孩子术中的伤口不堪入目：皮肤回缩分离10英寸或12英寸，

----

① 原文 cerous 疑应为 cerise。——译者注

切口约 10 英寸长，让父亲泪目以对。父亲离开房间，而缝合中缝针穿过皮肤时，女儿的哭声让他又迅速回来，他先前走出房间时也是这般迅速。父亲对孩子夜以继日的陪伴与呵护，展示出父女亲情的力量，这种力量和女儿痛苦消除时他的感激之情相似。我很感激林官（Lamqua）①，他给小女孩画了精美的肖像，描绘出肿瘤的样子。他给医院其他类似的有趣病例所作的画亦同样成功，并反复声明"切除肿瘤"不收费，他画像也不收费。

病例 3122：4 月 17 日，异常。覃阿桃，44 岁，南海人，可能长期患神经性疾病。起初，左膝关节下 6 英寸胫神经部位出现一个小疹疱。现在高出皮肤表面约 2 线。两年来，疼痛难以忍受：阵发性发作，每天发作四五次，甚至 8 次。有一次她在医院时，疼痛突然发作，导致她疯狂磨牙。疱中心在水平位回缩，局部 1 英寸范围出汗。疱表面恢复平坦时，疼痛终止。发作时脉搏上升到 120 次/分。她的舌象很好，大便通畅，食欲正常。经补益治疗，患者病情稍有缓解，发作次数减少，疼痛减轻。在疾

---

① 林官（Lamqua），即关乔昌，清代油画家。——译者注

病部位上下使用止血带，疼痛减轻。患者希望切除肿瘤。

对白内障患者提供的帮助，比以前任何报告中的病例都多。一般情况下，手术对眼睛的干扰很小，就像在手臂开放静脉一样。

获得的感激与信任有增无减。一个双眼患白内障的老将军，曾住院一段时间进行手术，出院时他感激地说："我今年80岁，胡子长及胸间；做官40载，曾在大清十八省为官，之前未听说过像您一样医德高尚且不收报酬的人。噢，多么高尚啊！大国重器，您是天下第一善人。"他又说了其他更多的奉承话。医生在一天内任何时候走进医院，见到住院患者一致地表示信任与友好，这是很愉快的事情。那些曾得到特殊帮助的人时常用语言表达他们的感激之情。在某些情况下，偏远村庄的盲人结伴租小渡船来到广州，等待四五天，直到医院开放接收新患者。在我看来，应该对内外科医生考克斯先生、安德森先生、库伦先生及渣甸先生表示公开的感谢，在进行重要手术时，他们常友善地提供咨询与援助。

由于之前的广州眼科医局季度报告是排好版准备付印的，我们去年上半年在格兰特博士（Dr.

Grant）在波斯奥姆拉（Ormiah）编写的杂志上看过一些摘要，明白那里与这里的患者一样急切地希望得到医治并治疗成功。男男女女、达官贵人、基督徒与穆斯林等蜂拥而至，求医抓药。在众多来医院求医治病的人当中，一位官员的儿子急于学习英语。一位年轻的米尔泽（波斯官员、学者姓前的尊称）带给他法国女士相送的"亨利·马廷的《新约》之一"（Heany Martyn's *New Testaments*）。我们很高兴看到这么多劳工东渡，希望他们推动中亚发展。在这里，我们应该补充说明，依照标注时间为本月第11 期《纪事新闻》（*Register and Press*）① 的说明，医务传道会已得到捐赠 5230 美元。广州眼科医局把这笔基金作为必要的经济资助。

---

① 《纪事新闻》（*Register and Press*）有待考证。——译者注

第七章　广州眼科医局第七份季度报告

截至 1837 年 12 月 31 日。医学博士伯驾牧师撰写。

现在医局开办两年整，其间收治 4575 名患者，其中 1225 名患者是上个季度收治的。此外还医治了一些先前的患者，他们或旧病复发，或罹患新病。本报告涵盖日期从 5 月 4 日至 12 月 31 日，其间两个月我前往日本，随后我患病，导致医局业务暂停一个月。10 月 1 日医院重新开业，相当多长途跋涉前来城区的患者在广州住下等医院重新开业，有的已等待两周，有的等待了一个月或更久。

去年医院的花费是 1692.24 美元，即本地助手佣金 341.21 美元；药品、器械等 543.33 美元；膳

食、燃料等 261.8 美元；维修费 45.9 美元；房租
500 美元。总计 1692.24 美元。

　　本季度与医局重新开业以来的疾病描述如下：
第一类眼病，第二类其他疾病。

1. 眼病：本期总计/两年总计

黑矇（黑内障）——33/145

急性眼炎——74/336

慢性眼炎——125/380

化脓性眼炎——23/111

淋巴结核性眼炎——1/3

风湿性眼炎——1/8

眼炎——6/35

天花性眼炎——0/29

脉络膜炎——3/7

结膜炎——4/40

肉芽形成——100/100

麦粒肿（睑腺炎）——2/28

白内障——118/382

睑内翻——215/526

睑外翻——2/8

倒睫症——16/81

翼状胬肉——90/271

角膜翳①——5/5

角膜混浊与血管形成——69/472

角膜溃疡——10/89

角膜云翳——109/271

角膜白锈菌病——7/138

角膜白斑——4/27

葡萄肿——48/177

巩膜葡萄肿——3/15

眼前房积脓——3/18

虹膜炎——8/53

上睑下垂——2/2

睑缘炎——60/151

夜盲症——2/8

昼盲症——1/4

虹膜前粘连——24/69

虹膜后粘连——8/32

缩瞳缩小——15/53

瞳孔闭锁伴淋巴沉积——3/46

_____

① 原文 Panis 应为 Pannus。——译者注

虹膜脱垂——7/22

青光眼——0/ 9

眼球突出症——1/5

复视——2/2

眼外受伤——3/2

眼球萎缩——0/62

眼球肥大——3/17

眼积水——0/2

单眼球缺失——110/231

双眼球缺失——91/199

黏液囊肿——4/18

飞蚊症——8/19

视疲劳——5/23

干眼症——5/7

上睑恶性溃疡——0/1

上睑囊性肿瘤——0/6

结膜肿瘤——3/3

眼睑震颤——1/3

结膜与角膜粘连——1/9

睑板粘连——1/1

泪阜病——6/12

多血海绵肿——1/5

侵蚀性溃疡——1/1

2. 其他疾病：本期总计/两年总计

耳脓肿——1/10

腰肌脓肿——1/4

大腿脓肿——0/2

腮腺脓肿——0/2

手臂脓肿——0/2

手脓肿——1/3

头部脓肿——4/6

面部脓肿——2/7

下颌病——2/11

下颌脱臼——0/1

耳炎——1/2

耳漏——2/24

耵聍缺乏——0/9

耵聍沉积——2/8

耳道畸形——0/2

耳孔闭锁——0/2

耳聋——2/20

耳神经性疾病——0/8

耳息肉——0/1

水肿——1/25

卵巢水肿——3/11

子宫尖锐湿疣——0/1

子宫包虫——0/1

子宫硬癌——0/1

闭经——1/4

舌癌——1/1

乳腺癌——3/10

面部恶性肿瘤——1/4

甲状腺肿——5/15

舌下囊肿——1/5

扁桃体肥大——1/3

鼻息肉（良性）——1/7

鼻息肉（恶性）——0/2

鼻孔闭锁——2/2

耳息肉——0/1

腹股沟疝——2/7

脐疝——1/4

慢性膀胱炎——0/1

脾肿大——4/7

腹部肿瘤——3/7

包囊性肿瘤——2/11

肉瘤样肿瘤——5/25

耳瘤——5/5

脊柱弯曲——6/9

踝关节弯曲——1/1

截瘫——0/2

包皮过长——0/3

包茎嵌顿——1/1

肛瘘——1/6

头癣——1/4

淋巴结核——6/13

腮腺肿大——2/5

哮喘——1/3

假膜性喉炎——0/1

支气管炎——0/1

支气管返流——0/1

肺结核——0/1

失音症——1/1

肺炎——0/4

鱼鳞病——1

遗传性——2

疱疹——1/5

脓疱病——3/5

银屑病——1/1

痤疮——1/1

烧伤——1/1

鼻窦疾病——1/5

上颌窦病——1/3

牙龈病——1/3

唇裂——5/6

鸦片成瘾——2/15

手臂麻痹——0/2

脑积水——0/2

消化不良——3/6

泌尿系结石（清除3）——3/7

膀胱结石——2/5

儿童聋哑症——1/5

呆哑症——1/7

肝炎——0/3

多血海绵肿——1/6

溃疡——3/11

针从胸骨下刺入身体——0/1

针刺入儿童的手及其他——0/1

复拇指畸形——3/5

动脉瘤——2/2

疣赘堵塞鼻孔——1/1

寄生虫病（蛔虫）——2/6

咯血——1/1

风湿病——2/4

关节炎——5/5

关节积液——0/5

心悸——2/2

鹅口疮（口腔与唇溃疡）——2/2

糖尿病性颊炎——1/1

胫骨骨疡——1/1

癫痫——2/2

象皮肿——2/4

小肠炎——1/1

心脏病——1/1

天花导致的手部畸形——1/1

甲沟炎——0/2

病例 3320：5 月 1 日。前臂假性关节。齐阿兴，27 岁，广州人。11 个月前右臂尺桡骨骨折，已形成假性关节，并向内移位呈约 60°角，无疼痛或肿胀。5 月 27 日，在骨折断端相互摩擦几分钟后，把手臂拉直，尺桡骨复位，接着用夹板及绷带卷固定。第二天晚上，患者主诉剧烈疼痛，力求除去夹板。但是，持续固定到第三天，骨头接合，且手臂能伸直，他感到非常高兴。此时，换成短夹板，手与腕部活动不受限制。固定两个多月，患者右手臂功能得以保留。

病例 3488：5 月 22 日，软骨瘤。胡潘，41 岁，番禺的鞋匠，左侧颈部生有形状不规则的大肿瘤，已折磨他 17 年。肿物从下颏下垂，向后伸展，超越颈外静脉及颈动脉，向前到气管对侧，向下到胸部。近 10 年，肿物生长迅速。肿物巨大，已成为一个大负担。肿物大小如男人的头颅，质地坚硬，拇指压之不变形。肿瘤中央区腐烂，已有中国医生用腐蚀剂穿孔，排出令人恶心的液体。穿孔的直径有半英寸，像用钻头打的一样整齐。患者用塞子把孔堵住，每天早上排出几盎司恶臭的液体。他的体质已经变差。6 月 19 日，在考克斯先生、库伦先生及渣甸先生的协助下，约5分钟内摘除肿瘤。手术中切断几条相当大的静脉。在做较低的水平切口时，一条大的浅表动脉上一英寸的皮肤直到肿瘤解剖接近完成时才切开，之后压迫动脉，将之切断，几乎没有失血。肿物周长2英尺，重7磅。患者几乎没有呻吟，20分钟后卧床，情况稳定。此时约下午1点。下午3点与5点时，他看起来状况良好；只有少量渗血。晚上9点时，他主诉喉部有痰，呼吸不如平时顺畅，但没有抱怨绷带太紧。他的兄弟照顾他，有任何病情变化时就叫医生。凌晨1点，雇工来叫我；当我到达医院时，可怜的患者似乎奄奄一息。他流血过多，显然绝望地挣扎过，但没有成功地松开绷带。我即刻松开颈部的绷带。我只能感知微弱的脉搏；他肢端已经冰凉，鼻孔有泡沫，打鼾样呼吸，像处于中风状态。我立即清除他口中的痰及鼻腔的血；外敷与内服兴奋剂，双脚旁放暖水瓶。不久他苏醒并讲话，呼吸变得顺畅。

起初包扎不紧，但是切口很平，接近从一只耳朵到另一只耳朵，血液滞留在较低的一侧，流不出来，形同楔子，导致窒息。可能是他的兄弟睡着了，但被患者垂死的挣扎吵醒。再晚两三分钟松开绷带，可能就太迟了。重新包扎后，他的情况整晚都很稳定，一个月后完全康复。他已经多次到访医院。因疾病而变差的体质恢复得极好，他重获健康，并表达无限的感激。他似乎将得到的特殊照顾当作充分的授权，将医院介绍给所有患各种疾病的朋友。这种现象，和以往得到特殊照顾的病例中出现的现象一样。除了完全的信任，我不知道用什么人性原则来解释这种现象。

病例 3556：5 月 22 日，乳腺硬癌。莫氏，48 岁，来自黄埔附近的琶洲，假花制造商，受乳腺癌折磨 6 年。患病乳腺约 4 英寸宽，6 英寸长，2—3 英寸厚。她曾长期感受到针刺样疼痛。她静脉有些扩张，邻近腋窝处柔软并近于胀裂；腋下腺体未受影响；口气有点臭，脉搏正常。患者主诉肾区疼痛。

6 月 21 日，切除乳腺。皮肤与腺体粘连，患者以女性特有的刚毅忍受了长达 20 分钟的手术。她的丈夫与儿子在现场，他们显然抑制着自己的情感，并为受苦的家人鼓劲。切断腺体基底部的神经时，引起最强烈的痛感。第二天患者出现高烧，但是很快退烧。她短期就完全康复，并于 8 月 1 日出院。10 月，她返回医院，健康状况良好。这是中国女性摘除乳腺的首例，很少手术能够看出患者对外国手术的信心，然而，在本例及随后提到的另一个病例中，患者均愉快地接受了手术。

病例3763：6月19日，腹水。黄园，23岁，纺织工人，患积水4年，病因不明。腹部周长约6英尺。6月21日，几位医界人士在场，抽出12加仑液体，重60斤，等于80常衡磅。腹水放出，腹壁萎陷后，可明确触及肝脏、胃、心脏及子宫，被肋骨与胸骨扩展，离开本来的位置，形成巨大空腔，由膈及天然体壁所限制。用棉垫填压，并用绷带缠绕胸廓及腹部，每天收紧，逐渐恢复到正常位置。看起来难以置信：身躯与体重如此巨大，这位年轻女人竟能行走，尤其是她的双脚太小而身体又偏高大。腹水排出后，她需要做些练习才能独自舒适地行走。免受这个巨大液囊的影响，她看起来身体健康。手术没有给她带来麻烦，她于一周后出院。我从日本返回后，她已经来过医院，健康状况良好。她的变化太大，得翻看医院的记录才能找到她。她积水没有复发。

病例3790：6月19日，肉瘤样肿瘤。杨氏，20岁，花县人，从下颌及喉头处下垂一个肿瘤。肿瘤于 10 年前发病，近 6 年来，已变大、变笨重。颌下的附着处周长约 5 英寸，中心部位水平测量为 2 英尺 3 英寸，垂直测量为 3 英尺 2 英寸。肿瘤延伸到脐下，未及大腿；肿瘤的重量由附着处支承，患者只得始终以绷紧肌肉的姿势坐着，防止肿瘤把头拉低。患者原来的面容变扭曲，面颊受肿瘤的重量牵拉而紧绷。颈后部的肌肉处于持续紧绷状态，异常增大。当地医生使用过结扎带，绑扎时间太长，形成永久性环形疤痕。或许，结扎带阻断静脉回流，同时未压迫动脉，也没有麻痹神经；如果肿瘤遭到破坏，必然有剧痛且后果难以预料。

她妊娠 5 个月，使得病情更复杂。恰在此时，我决定去日本旅行；无论如何还是告知她这件事，她担心我可能不回来，尽管我明确反对，但当时她与亲友依然急切地要求摘除肿瘤。感受到患者的信赖与亲友的焦虑，征得几位医界人士的同意后，我答应她的请求。6 月 21 日，肿瘤在 12 分钟内被摘除，在 24 分钟内完成包扎，患者卧床休息。两条较大的动脉需要结扎；下方的静脉血管很粗，超过颈静脉的正常尺寸；皮肤、筋膜、静脉及动脉形成附着部位的主体。除一处直径 1 英寸的点外，肿瘤与周围部分界线分明，像鸟窝里的蛋。

这位年轻妇人在这种重大手术中表现出的痛楚程度很轻，这种情况很少见。伤口愈合良好，没有任何不良症状。摘除这个大"压舱石"后，她第一次尝试行走时，姿势很别扭。一周后，我离开广州赴日本时，患者伤口愈合基本完成。考克斯先生与安德森先生热情地接管包括她在内的原来的患者及住院治疗的其他患者。需要注意的是：他们坚持每周一次在手术日提供帮助。17 天后，她的康复情况良好，随后出院。12 月 17 日，她带着两个月龄的健壮的男婴返回医院，她的健康与心情良好，容貌已经基本复原。

10 月 14 日，她的祖父回来告知她的健康状况，还带着小礼物，附如下感谢信：

秋菊吐芳色清雅，薄礼替我谢君恩。妙手救孙复康健，流芳百世益千秋！我与家人共同祝愿您幸福愉快，您以高超的医术助护人们。区区薄礼，乞请笑纳。花县杨裕德（音译），叩拜致敬。

病例 4016：根除乳腺硬癌。吴氏，43 岁，黄埔人，由莫氏介绍过来。莫氏曾患同样的病症而接受治疗，她的病情已缓解。吴氏已经患左侧乳腺硬癌增大 3 年。尺寸约同哺乳期胀满奶的乳房。肿瘤界限清晰，仅影响仅限于局部。体质状况良好。

11 月 1 日，用 8 分钟切除乳腺，20 分钟后安顿患者卧床。她的刚毅超过我见过的所有患者。手术全过程她几乎没发出一声呻吟。她紧握双手，面带真诚微笑，友好地对协助手术的先生们表示感谢。乳腺由一团凝胶样物质组成，环绕着致密的软骨样物质，其基底部近于骨化，远非药力可除，碘酒也不例外。恢复期间，她几乎没有感到不适。伤口边缘大部分一期愈合，但下方有部分化脓。第 10 天，她患痢疾，妨碍愈合，但她很快康复。约 4 周后，她完全康复出院。住院期间，这位女士天性的和蔼愉悦及其 12 岁的小女儿吸引许多医院到访者的注意。确实，在中国，人们天性中就带着亲切的一面。

病例 4142：10 月 23 日，唇裂。劳阿珊，8 岁，香山人，一个有趣又聪明的女孩，富裕家庭父母的宠儿，如果能修复讨厌的面部畸形，他们愿意花费金钱。女孩口唇及上颚分裂延伸到鼻孔。手术成功。第2天、第3天她发高烧；10天后退烧，伤口很快愈合完好，她的家人感到非常高兴，送来茶、各种水果及一条昂贵的丝绸围巾作为礼物。谢绝这些礼品也只是徒劳。"这不是用来支付费用的，只是表达感激"，4个人一直伺候小女孩。她用一包带有红黑点的算术卡片来消遣，由此学会加减法。她几乎本能地回答出卡片上的所有问题。本期完成4例相同缺陷的手术。其中两例，切除几颗牙齿与部分上颚。一例患者在一周后相当满意地出院。

病例4186：11月20日，脂肪瘤。袁阿景，35岁，高要人，颈部左侧生一肿物，起源于椎骨附近，并由斜角肌之间穿出；部分被斜方肌覆盖。肿物已经增大，治疗变得棘手。肿物近于球形，直径6英寸，而且在逐年增大。11月29日，摘除肿瘤。斜方肌部分前缘及斜角肌不可避免地被切除。肿瘤位于肌纤维延伸层与筋膜之间，越接近肿物中部，肌纤维与筋膜分界越模糊。肿瘤切除时暴露几节颈椎横突，仅由对应的肌肉腱膜覆盖。5周后，伤口由肉芽组织自然愈合。肌肉切断处有大量化脓。切除肿瘤，轻微影响肩胛顶端向上活动，也影响手举过头这个动作。几天后，患者身体健康并出院，患者家属明确表达了感激之情。

病例 4370：葡萄肿。叶茂昌，16 岁青年，右眼已完全失明，左眼患葡萄肿。部分角膜突出，未被眼睑遮盖，仍有部分透明可透光。一位行商介绍他来医院，并提出特殊请求：如果可以让患者受益，不妨为他治疗。他希望把眼球缩小到正常大小，并保留视力。他和朋友带着这样的期望，都欣然接受手术。切除葡萄肿部分，只有房水溢出。伤口不久后愈合，眼球恢复正常大小，且视力提高。他的叔父是位文人，陪伴患者住在医院，直到患者接近痊愈。他离开医院时赠送了两幅卷轴，用一节诗在卷轴上记述病案。卷轴约 4 英尺长，10 英寸宽；他使用大字，在中间竖向书写，两侧带有解释，译文如下。这是中国人风俗习惯的一个实例，或许是有趣的。堪比天上日月从遮蔽他们的云层后面现出光芒，盲人逐渐恢复视觉，这是幸运的。

伯驾博士，花旗国人，漂洋过海，来到广州，带来治病良药。众人感激他。吾侄叶茂昌，失明已十年。以金属器具，张开他双目，渐复他视觉。故备此卷轴，以志其功绩。

（署名）岭冈 张国坚

云开雾散见日月，手执术刀志妙艺。通途
由此已打开，上帝圣光照人生。

癫痫致死。[①] 阿景（音译），38 岁，高要人，有
人在街上发现他快要死亡了。我看到阿景时，他癫
痫发作已有 3 小时。数百名同乡看到他，却都"避
而远之"。我们向旁观者及一个捕吏解释疾病的性
质，并说明从症状来看，不确定患者是否能康复。
倘若他死亡后遗体能够顺利移出医局，我将把他送
到医局。提议得到同意后，给予患者同类病例的常
规治疗。病情很快有所好转，14 小时后，他恢复意
识，能清楚回答问题。不久后，他的朋友来到医院，
并对患者接受的照料护理表示感谢。尽管我们要求
他们留下来陪伴患者，但是他们依旧离开。第二天，
患者的一个兄弟来到医院，说他患此病约 1 年，且
时常持续发作 12 小时。第二天和第三天，患者有些

---

① 对于此病例，原文无病例序号。——编者注

发热；第四天、第五天时，他能够在房间走动并能吃粥，康复有望；但是，第五天我离开医院几个小时后，阿景突然再次发病而死亡。第二天早上，他的兄弟与朋友来到医局，感谢我们对死者给予的照顾。他们马上准备一具简陋的棺材，未经更衣就运送阿景的尸体到墓地安葬。

病例 4565：发生的第二例死亡病例。本例中的年轻女人 27 岁。她自己的陈述摘要如下：两年前，第一个孩子出生，此后她就身体不好。一年多前，在她右侧游离肋正下方生出一个鸭蛋大小的肿物，同时脊柱开始弯曲。去年 5 月，她的腰区长出脓肿，自行破溃，从那时起，一直大量排脓。她来到医局时，病情似乎严重到无药可医，她面容憔悴，叙说自己受到疾病的折磨，早年丧父。这叙述很感人，激起我最强烈的同情，我无法即刻打破她康复的最后希望。我告知她需要留院观察几天，充分探明病症。不久，她连日的高烧消退。我们仔细处理脓肿，并让患者服用补益药；她的状况逐渐改善。随后 10 天左右，大清早有人叫我去看她，当时我吃惊地发现她死在母亲怀中。母亲还没有意识到女儿已经死亡，我们告诉母亲让女儿躺在床上更好。之后，我告知母亲，女儿已经去世，恳请她不要过于悲伤。出乎意料的是，她控制住自己的情感，并冷静地说这是"命中注定的"。

死者是一个极具智慧的年轻女士，不像当时中国的大多数女性，她读过很多书。她是个有责任感的孩子，说自己一生的主要愿望是能赡养母亲。

以下是摘选出来的医院无法医治的疾病。

病例3438：5月22日，动脉瘤。朱阿葵，20岁的年轻小伙，番禺万洲人，患肩胛上动脉与锁骨下动脉瘤。五六年前开始发病。起初，左侧肩部肩胛上有轻度肿胀，并广泛扩散。现在，动脉瘤基底部周长2英尺，最小的横切直径8英寸。动脉各部位搏动清晰。本地医生不懂得动脉瘤的本质，使用腐蚀剂，所幸患者背部皮肤厚，让他免于承受这种轻率的权宜治疗带来的致命后果。患者锁骨下血液急速流动，用听诊器检查时更明显，这让人感到担忧。触诊时也能清楚感知血液流通。按压锁骨，阻止肿物内的搏动，持续几分钟后，肿物明显变小。无法确定患者病变的范围。从表面看，病变沿锁骨下延伸到胸骨后。这根动脉似乎膨胀到直径1英寸，甚至大于1英寸。在这种情况下，我们认为，不进行干预，是明智而人道的选择。患者身材修长，脉搏次数接近正常但不规律，心律不齐。

病例 4099：10 月 23 日，象皮肿。邓柏荷，25 岁，左腿患象皮肿，从膝关节到踝关节尺寸几乎一致，平均周长约 2 英尺。这位年轻人的健康状况良好，只是受累于象皮肿带来的巨大负重。疾病发生仅几年时间。

病例 4503：12 月 18 日，象皮肿同类病例。黄天本，26 岁，学生，兴宁人，跋涉 21 天来求医。他受左腿增粗病症困扰数年，左腿从膝关节到踝关节周长 2 英尺到 2.5 英寸。该病例似乎局限于皮肤，并形成一个大圆柱体，可在肌肉及皮下部分自由移动，腿的运动功能完好。

几个患者都伴随出现脾脏肿大，这是病情恶化的特征。我觉得在中国很多人患这类疾病。有些病例中，脾脏占据整个腹腔。有些患者已经得到一些帮助，但是长期治疗需要有利的条件，而这远远超出了患者的毅力。

腹部肿瘤。由于在中国不允许解剖尸体，我们不能确切地谈论这类女性的常见病。其中一些病例腹腔被填满，腹壁膨胀严重。

淋巴结核。可能是生活习惯不洁及某些不合理的中国膳食引起的。淋巴结核是常见病，但有时疾病的表现形式很恐怖，感染所有的腺体、头部，甚至整个系统，尤其是关节。

病例 4572：12 月 18 日，多血海绵肿。谢清浩，61 岁，南海本地人。左眼与左面部生出一个眼眶海绵状血管瘤。6 个月前，他的眼睛开始出现炎症与疼痛，眼球很快突出，以致妨碍眼睑闭合。现在炎症扩展到面部，形成 6 英寸 ×4 英寸的圆盘。下方自颊部出现类似的异常增生，恰好在上颌窦上。其他几处还没有透出皮肤，正从左颊长出，另有一个小的增生从鼻孔长出。

这里简单介绍几例小手术。两个年轻女人生有肿物，从各自耳部垂下，一例直径半英寸，另一例直径一英寸半。这是由沉重的金属耳环引起。已经出现四五例类似病案，肿物已摘除，没有破坏耳的外形。

一位体面的城里姑娘，18 岁，头顶上长出一个小肿物，处于溃疡状态。这个年轻女子不愿意到医局来，她的父亲请求我在城外朋友家里与她会面。我劝说她去医局摘除肿瘤。一周后，患者完全康复。

第二例为包囊性肿瘤。肿瘤如鸡蛋大，长在一位男人头部的乳突上，已切除。第三例是一位 46 岁的男人，左耳下方生有肿瘤，位置相当深。还有第四例，16 岁的男孩，患肉瘤样肿瘤，4 英寸长，2 英寸宽，由直径 1 英寸的疏松的蒂附着于左耳正下方。这些患者的肿瘤都被切除，很快出院。

上文已详细介绍过一例腹水病例。但腹水患者异常多，下面的病例也值得注意。

病例 4173：李星尧，满族人，和海关部门有交情，体内排出 28 斤透明液体。

病例 4270：刘阿源，61 岁，大沥人，腹腔有五六加仑巧克力色的液体。液体排出后，发现一个又大又硬的肿瘤，似乎起源于肝脏。触诊发现其为中等硬度。

在此，我对医局近两年的发展进行回顾。医院收治 4575 名患者，我们记得他们和朋友在等待预期治疗结果时的极度焦虑，记得他们病情得到缓解时的愉悦。想到几百位再也无法重见光明的患者，又唤起我曾经感受到的悲伤。他们太晚接受治疗。后种情况的一些人人生才刚开始，他们身体健康，但是，由于缺乏及时的医治，光明之珠过早地熄灭。

医局让很多年轻人免于失明，其他人确实重获视力，
（不干预的话）他们会永久失明。父母重新看到孩子
的喜悦，这让我们感到高兴。如果不把白内障除掉，
孩子们的牙牙学语和花儿般的面容再也不能映入父
母的眼帘。我们已成功地切除很多肿瘤，也切除让
患者生活负累的怪异肿物。有些癌肿给患者带来致
命威胁，也从一位已为人母的患者胸部摘除。排干
障碍物的异位液体，在有些病例中，液体的量很大。
感到沮丧的姐妹和双亲再次看见了健康的希望。医
局创建以来，朋友们和捐助人及时对医局提供支持，
他们认为这些成果就是对他们最好的回报。同时，
我代表成千上万受益于他们善行的人向他们致以最
真诚的谢忱。应该对愿意一直提供关键性协助的医
务界人士致以特殊的感谢，尤其是考克斯先生与安
德森先生，他们在每周的手术日提供宝贵的协助；
还要感谢渣甸先生，虽然他已终止行医，但他对之
前的专业保持兴趣，经营广州最大的商行之一，压
力巨大，他还抽出时间倾听受苦人的需求。不断治
愈的病人显示出中国人增加了对外国手术的信心，
而且更了解手术。老行商浩官已给医院捐赠300美
元，这证明了中国人对外国手术的信心在增加；有

人跋涉数周来医局做手术，这说明中国人对手术的了解加深。中国中部地区湖北省的一个文职官员跋涉6周来医局治疗失明，现在是医局的住院患者。

我很早就清楚在中国对年轻人进行医学专业培训的重要性，在此我高兴地宣布：三个很有前途的年轻人，年龄分别为16岁、17岁和19岁，正在跟医院联系。他们的英语已相当熟练，能在配药与执行处方方面提供重要帮助。年纪最大的是个负责任而积极主动的人。除去学费，他每个月收取5美元的工资。他已能熟练地完成眼科小手术，如睑内翻与翼状胬肉；现在，他已经工作1年多。第二个年轻人是三人中在本土语言表达方面最有优势的。他本来打算一生从事文学工作，但一年多前他父亲（在衙门任职）去世，没有财力支持他继续学习。他的部分费用由马礼逊教育会（Morrison Education Society）承担。第三个年轻人极具天赋，他父亲提供全额学费，他打算至少在医院学习5年。

第八章　广州眼科医局第八份季度报告

1838 年 1 月 1 日至 6 月 30 日，医学博士伯驾牧师撰写。

患者总数 5600 人，其中上个季度接收 1025 人。这个数字少于之前任何季度所接收的患者数目——因为无法治疗更多的患者。患者从未像现在这样迫切要求入院。通常情况下，进出医局不是件令人愉快的事情，急切的求医者时常跪在街道上或轮番抓住我的胳膊，他们说自己贫穷，远道而来，等候多日；花光本来就不多的盘缠，不得不返回。他们以这些为由，乞求至少给他们眼睛做个检查，并预约收治时间。个别情况下，当告知他们不可能入院后，他们甚至到我的住所纠缠。

本期支出费用共计 1231.77 美元，即本地助手199.23 美元，药品器械等 303.22 美元，膳食、燃料等 219.39 美元，维修费 9.93 美元，租金（1 年，从1837 年 9 月起）500 美元。

本期出现的疾病：第一类眼病，第二类其他疾病。

1. 眼病

黑朦（黑内障）——26

急性眼炎——36

慢性眼炎——225

化脓性眼炎——17

淋巴结核性眼炎——5

风湿性眼炎——1

眼炎——7

天花性眼炎——1

脉络膜炎——2

眼睑肉芽组织形成——52

白内障——84

睑内翻——174

倒睫症——10

翼状胬肉——60

血管翳——2

角膜混浊与血管形成——21

角膜溃疡——11

角膜翳——65

角膜白锈菌病——1

眼前房积脓——3

虹膜炎——8

上睑下垂——2

睑缘炎——46

夜盲症——2

虹膜前粘连——13

虹膜后粘连——3

缩瞳缩小——2

瞳孔闭锁等——8

虹膜脱垂——5

青光眼——1

单眼球缺失——56

双眼球缺失——33

黏液囊肿——7

飞蚊症——2

干眼症——6

上睑囊性肿瘤——7

结膜肿瘤——3

睑板粘连——1

泪阜病——2

多血海绵肿——2

腐蚀性溃疡——1

2. 其他疾病

腰肌脓肿——1

头部脓肿——3

面部脓肿——1

下颌病——2

耳炎——1

耳漏——2

耵聍缺乏——3

耳道畸形——1

耳聋——6

耳神经性疾病——1

水肿——6

卵巢水肿——2

子宫硬癌——1

乳腺癌——3

甲状腺肿——2

扁桃体肥大——1

鼻息肉——2

天花导致的前鼻孔闭锁——2

口腔溃疡导致的后鼻孔闭锁——1

腹股沟疝——3

脐疝——2

脾肿大——2

腹部肿瘤——1

包囊性肿瘤——4

肉瘤样肿瘤——16

皮脂腺囊肿——2

皮肤癌——5

头皮肿物——1

纤维瘤——1

耳瘤——2

淋巴结核——6

失音症——1

苔藓病——5

唇裂——2

鸦片成瘾——4

手臂麻痹——2

脑积水——1

消化不良——1

泌尿系结石——2

儿童聋哑症——1

溃疡——3

复拇指畸形——2

寄生虫病——2

风湿病——2

鹅口疮（口腔与唇溃疡）——2

婴儿期烧伤所致腿脚畸形——1

肘部桡骨脱臼——1

　　自有身份的官员成为我的患者以来，上期报告曾提及的一个人已经长期住院治疗。为说明更高阶层与更偏远省份中国人的性格特征，给出公正的报告，在此介绍这位住院治疗官员的病例。

　　病例 4535：1837 年 12 月 18 日，程宗尧，56 岁，祖籍江南，在湖北省任地方文职官员多年。其间他跋涉 6 个星期到达省城广州，到医局求医。此人仪表堂堂，给人以谦恭绅士的印象。他到来时身穿正装，被引见时，他双膝下跪，陈述病情和听闻的医局情况，并强烈恳求医局接收他入院。他说在任职文职官员期间，自己不得不经常审阅朝廷公文到深夜，长此以往，视力下降。得知自己的病情几乎没有希望医治时，他感到极度痛苦。他的双眼均存在虹膜与晶状体粘连；右眼不规整的瞳孔近乎闭锁，且晶状体轻度混浊。他仅有光感。我向他说明治愈眼睛的可能性极小，并同时表示愿意尽最大的努力。他回答说："哪怕视力能有最轻微的恢复，我都将非常感激"，患有这种没有希望治好的疾病，他宁愿去死。他说，无论如何，只要接收他，不管结果如何，他会甘心接受事实。在此他已经证实自己的承诺。

他体形肥胖；脉搏 90—100 次/分，搏动洪而有力。首先用泻药减轻体重，然后用水蛭疗法。用颠茄制剂直接分离虹膜与晶体的部分粘连，老人对自己光感的变化感到兴奋。在 1 周或 10 天的疗程中，在双眼外眦起水泡的表面使用番木鳖碱，起初是 1/8格令，后增加到 1 格令，此时的效果是他的眼睛感到疼痛。之后，在他颈部置入一挂线，随后引流通畅。老先生似乎认为该环节是治疗中最残酷的部分，在我离开的两周里，他自行停止使用这种疗法。间隔使用颠茄制剂。3 月份，内服番木鳖碱 1/8 格令药丸，每天 3 次，随后增加到 1/8 格令。持续数周后，系统性的痉挛效应变得很明显。患者偶尔在大清早感受到闪光——因为光亮是瞬间的，但是坚持使用番木鳖碱一段时间，根据症状改变全身性治疗，视力没有恢复。作为最后的手段，建议他下压晶状体，因为不断有伴有少量混浊的黑内障病例已经恢复良好的视力。这种对光的敏感性带来希望：视网膜与视神经的功能还没有完全丧失。我向患者解释病情：如果视力没有恢复，他的情况会和之前一样，但视力不会变差，而且手术中的痛苦微不足道。我能做的只有这些，就算是我的父母患有这样的眼疾，我也没有能力为他们做更多的医治。他强行控制住自己的情绪，泪流满面，难过多于感激，并要求进行手术。4 月初，压低左眼的晶状体。没有伴发炎症。手术当晚他睡得与之前一样安稳。视力保持不变。约两周后他出院，这个可怜的人哭得像个孩子。大部分时间里，他由两三个仆人照料。贴身仆人与他年纪相仿，乌黑长髯飘飘，不知疲倦地照料自己的主人。

离开医院几天后，仆人返回，带着名帖与如下感谢信：

    曾经有人说，没有任何事迹比传播爱心、援助他人与治愈疾病更伟大。因此有谚语"不为良相，便为良医"，二者得到同样的称赞。我的意思是，当今伯驾博士，美国人，精通岐黄（原文注：中国古代著名的医生）之术，漂洋过海来到广州并创办医局，无偿行医；赠送自己备用的药物及其他紧缺物资，致力于治疗远近而来的所有患者。他每天用灵巧的双手治疗数百名患者，致皇上闻悉其功绩。他仁慈地长期诊治患者，不厌其烦。因此"提供普世帮助的仁慈之舟"一语对他最适用，即四个字"慈航普济"。伯驾博士像人类崇拜敬重的仁慈的菩萨那样，以父母般温柔的心助益长者，他将成为年高德劭的佛——其伟大不可限量。

    吾在湖北任职三十余年，道光十七年（1837年）八月间双目意外失明，医治无效。听闻其名声，吾弃官来广州，直赴医院接受治疗。尽管视力尚未恢复，然而博士尽心照顾，已致吾依恋他，难舍难离。对其感激之情实在不能相忘，故修此感谢信相赠。

接下来，他给出个人简历，如下：

承蒙天朝圣谕，授吾钦差（指导管理公共事务）之荣耀官职。曾任职于湖北（中部）汉阳府孝感县；临时任襄阳府宜城县副县长；在大计①中已被授予卓异的荣誉称号，现正等待晋升到更高的官职（人生的大舞台）。本人程宗尧，叩拜此致感谢。

病例 4552：手畸形。1837 年 12 月 18 日，吴清秀，番禺人，20 岁。13 岁时患天花，致右手中指肌腱形成严重瘢痕，干扰正常生长，该手的其他部分正常生长，因此手形成畸形。

把中指指节复位到正持续生长的尺桡骨上，将手腕从连接处向下拉伸约 2.5 英寸，手掌几乎丧失功能。3 月 25 日，分离萎缩的肌腱与手背上的瘢痕皮肤。暴露其他手指所有的肌腱，分离拇指肌腱。

---

① 大计是清朝时对除京师以外的各省份地方官员的考核。——译者注

手恢复部分正常状态，用夹板仔细包扎，使手处于能正常伸直的状态。最后，裸露的肌腱由肉芽组织覆盖，6周后患者痊愈出院。她能够活动拇指与手指，并且有可能通过锻炼恢复手的功能。

病例 4605：头皮肿物。1837 年 12 月 18 日，罗腾寿，23 岁，东莞劳工，黏液质的年轻人，有毛发的头皮上出现奇怪的病状，已有 10 年之久。他来医院时，半个头般大的一个团块，疏松地经右耳悬垂下来，到颈后部，大部分位于头顶、枕部与右侧。4月 25 日，进行手术。患者皮肤相当厚，只与其下的不成形团块分离，将团块解剖出来，暴露团块下的颅骨膜。失血相当多，患者晕厥，必须加快手术，导致一两处多脂肪物质残留，其余的被切除。除去的部分头皮足以覆盖头部 1/3 的面积。由于失血，患者在一两周内变得消瘦，但此后他的病情大有改善，现在已恢复得更健康。约 8 周后，伤口完全自然愈合，患者于 6 月 19 日出院。

病例 4606：葫芦形肿瘤。1837 年 12 月 18 日，关南景，42 岁，南海人，也是黏液质患者，左侧靠近髋关节上方垂下一颗肿瘤，形似葫芦。肿瘤膨大部分周长约 1 英尺，颈部长四五英寸，肉蒂的圆形附着处直径约 2 英寸。肿瘤远心端溃疡。2 月 28 日，肿瘤被切除，现在患者康复。肿瘤的奇特外形及附着物值得关注。

病例 4849：医疗事故案例。1838 年 6 月，李三英，27 岁，花县人，来医院前，她前额处生出鸡蛋大小的肿瘤。中国本地医生照常使用腐蚀剂来医治，肿瘤由此转变成恶性溃疡。这个女人首次来院求治时那种可怜的情形，可谓前所未有。肿瘤溃疡在皮肤表面蔓延三四平方英寸。另一个肿瘤在左耳下方，如小橙子般大小。第三个肿瘤出现在右侧颞动脉上方，接近颞动脉起始处。患者脉搏虚弱，面色土黄，如果不迅速缓解病情，患者将会死亡。我们首先用药膏湿敷，清洁头部溃疡，然后用橡皮膏与绷带包扎——服用补益药，患者整个人看起来是健康的。耳下的肿瘤已切除，前额的绝大部分溃疡已由新皮肤覆盖。如果本地医生任肿瘤发展，可能容易切除，能使年轻女人免受许多痛苦。她的病情仍难以预测。

病例 4903：性质罕见的肿瘤。3 月 5 日，朱益亮，31 岁，高要的鞋匠，颈右侧生出一个肿瘤。从前面看，肿瘤与他的头几乎等大，位于胸锁乳突肌与浅筋膜下。从耳朵延伸到锁骨，并从气管延伸到上述肌肉后缘，肿瘤上方的肌肉因牵拉而紧绷。患者进入医院时，身体僵直，几乎不能朝任何方向做明显的动作。接近肿瘤表面最高点的位置有少量液体聚集。患者身体强壮，坚决要求切除肿瘤。患者住院后一周到 10 天里，经反复检查，肿瘤明显有更大活动性——患者也注意到这一事实。几个外科医生看过患者后，我听取他们的意见。尽管出现意外时可能需要切断颈外动脉，我们还是决定切除肿瘤。4 月 25 日，在考克斯、渣甸与霍尔吉特几位先生的协助下进行手术。采取预防措施，需要时结扎颈动脉。患者上手术台前半小时服用 25 滴鸦片酊。前一天他要求不要捆绑四肢，向我保证自己不动肢体、不说话。关键时刻，在风险面前，他没有退缩。一只手放在手术台上，敏捷地跳上去，好像正在为将来能摆脱病魔的困扰而感到高兴。

从乳突到锁骨沿肌肉方向做切口，分离小部分乳突肌的前缘，让我们感到非常满意的是，切口完成后不久，肿瘤顺利从病灶中分离，并在 4 分钟内完全切除。几个切断的小动脉很快收缩，没有更多出血；但两条静脉持续大量出血，甚至冷水与压迫都不能止血，只能缝扎。缝扎看来是在颈外静脉

（因为正常位置变动很大时，我们不太能确定）及其一条从下颌穿过的大分支上。手术期间，患者十分镇定，没有发出一声呻吟；跟他讲话时，他用正常声音回答。我们反复嘱咐术者不要担心。肿瘤重 $5\frac{1}{3}$ 磅。由 1 英寸厚的坚韧外壁包绕，除了一个部位，其余部位如完全成熟的椰子般坚硬；之后是另一层 0.75 英寸的白色浆样物及中心的几盎司完全无味的牛奶样液体。大肌肉恢复到正常位置，伤口大部分一期愈合，20 天后患者健康状况良好，怀着深切的感激之情返回家中。事实证明，这个预期很棘手的病例比我们时常处理的大小仅如其百分之一的肿瘤更容易切除。这是对静脉实施缝扎的第一个病例，因此更加值得关注。从缝扎静脉的结果，证明了一个结论：静脉可以像动脉一样结扎，这在很大程度上是无害的。在本病例中，一条缝线在第 12 天自行脱落，另一条缝线在第 14 天脱落。

病例 5075：4 月 2 日，严佑怀，30 岁，南海农民，右耳下生一个直径 3 英寸的肿物，发炎、疼痛且即将化脓。4 月 25 日，用时 6 分钟将其切除。肿物与表面皮肤粘连紧密，并抵达下颌角。颌下腺暴露于视野。15 天后，患者情况良好，出院。

病例 5111：1838 年 4 月 11 日，巨大肿瘤。吴坚成，虎门附近狮子头的渔民。10 年前，他的左侧锁骨正下方出现一个小肿瘤，现在长得很大，形状像次中音大提琴。肿瘤向上延伸过肩，到达肩胛冈，并从肩峰延伸到气管，从腋窝到胸骨，低至乳房，推其下移。基底部周长 3 英尺 3 英寸，垂直长度 2 英尺，腋窝支胸骨横向直径 1 英尺 8 英寸。肿瘤血管丰富，尤其是上部呈炎症与溃疡状态，回流肿瘤血液的主要静脉——在锁骨附近——压之胀满血液，看起来直径有半英寸。有一条纵向的深裂隙，还有几处溃疡，从中不断流出血液、淋巴液与脓。肿瘤的重量已成为患者的极端负累，患者每天经历数次阵发性的剧烈疼痛，大声呻吟。每当疼痛发作时，患者把肿瘤放在地板，然后斜靠在肿瘤上。他以这样的体位度过白天与黑夜的大部分时间。从他的表情与紧皱的眉头可以明显看出他经受的苦难。他的朋友得知能安全摘除肿瘤时，感到很高兴，而老人长期已习惯于痛苦的表情，笑不出来，以他虚弱的状况，与老伙伴分离可能不太乐观。他希望入院前能回家住几天；他取药后回家。4 月 23 日，患者回到医院。5 月 2 日，经过半个月的准备性治疗后，像以往的重大病例那样，由考克斯先生与渣甸先生协助完成摘除肿瘤的手术。

手术前半小时给患者服用 30 滴鸦片酊。上手术台后，把肿瘤抬高置放 8—10 分钟，尽可能让肿瘤内的血液回流到身体。由于肿瘤表面宽阔且静脉粗而丰富，我认为最好先不做全长切口，结果证明这是明智的措施。从乳房向上到锁骨等高或稍高部位先做两个切口。大量静脉血喷涌而出，第一步比预期更让人失望。由于之前的发炎与患者卧地时肿瘤重量及患者斜靠造成的压迫，解剖肿瘤几乎与解剖足底皮肤一样困难。意识到这一点后，手术显得很棘手，结果毋庸置疑，而要改变手术方式为时已晚。此外，我们希望剥离工作将局限于表面，基底部会容易分离，这方面也令人感到失望。完成较低部分的剥离——完成上方的第一个切口，接着开始切除下方的肿瘤，将肿瘤向上翻转——韧带将其牢固地与下方的肌肉结合，整个基底的每一英寸几乎都要用手术刀分离，而且在锁骨的粘连尤其牢固。摘除从下到锁骨稍上的肿瘤时，患者出现昏厥并抽搐，脉搏几乎不可感。助手给其服用兴奋剂、白兰地与氨醑，继续手术。患者很快苏醒，紧接着肿瘤被放在地板上，从手术开始到结束仅用 16 分钟，不需要结扎。缝合伤口，用胶布如常包扎，稍后患者卧床。肿瘤由类软骨样物质构成，几处由腱纤维紧密连接，有些部位接近骨化并呈现特有的白色。肿瘤重 15 常衡磅，在场的人给出最准确的估计是大约失血 2 磅。

术后，我陪伴患者 2 小时，他脉搏微弱、四肢不温，双脚及腹部使用温水瓶，服用更多兴奋剂。兴奋剂让患者感到反胃。随后患者出汗，安然入睡。脉搏逐渐转强，在 100 次/分上下波动。晚上他食用少量粥，但不久即呕出，夜间鸦片的影响很大。第二天已明显恢复，但患者主诉尿痛、淋沥不净，可能是前一天所用的鸦片酊和白兰地所致。让患者服用 1 盎司蓖麻油，并饮用甘菊花与阿拉伯树胶煎剂。次日症状消退，患者逐渐恢复体力。第三天拆除部分包扎物；上方皮肤感染严重，因轻度组织坏死，一两条缝线正在脱落。拆除缝线，局部敷以浓鸦片与糊药。较低部位自然愈合。次日，组织坏死，没有扩展，整体上呈现健康外观。第四天，患者恢复体力与精神，他向我微笑致意，并意识到自己的幸运，他还说自己术中遭受的痛苦没有肿瘤出现与成长过程中所经历的苦难那么多。我们给患者服用补养剂、葡萄酒与金鸡纳树皮，嘱患者丰富饮食。起初 10 天，他消瘦许多，但之后体重变得对他有利。20 天后，锁骨之下全部稳定地愈合，锁骨上方的巨大空腔多数由肉芽组织迅速填充。手术后没有伴随发热。6 月 19 日，老先生完全康复出院，与他之前憔悴的容貌形成强烈对比。

病例 5119：5 月 5 日，皮肤肿物。黄伟奇，高要人，45 岁，身份不确定。他的皮肤生有许多小肿物，浅肉色，表面光滑，有光泽，位于上肢、胸部、颈部与头部。头部的一个肿瘤已经长得很大，悬垂在左耳上，由直径 2 英寸的肉蒂粘连于左耳，相似皮肤病的基底部几乎不可移动，1 英寸厚，在乳突上蔓延，向上向后覆盖五六平方英寸。基底与悬垂部均有小导管穿过，表面排出恶臭脓液。患者表示希望把大的肿瘤摘除，但是不能忍受触及其他肿瘤带来的痛苦。考虑到他的年龄，切除坚实的基底部似乎不明智，但切除悬挂在胸部的不雅观的宝石状肿瘤则比较容易。它晃晃悠悠，妨碍劳动。依从患者的愿望，5 月 23 日，手术在短时间内完成。手术时，更像是切割生牛皮而不是切肉。肿瘤颈部的中心是一簇小动脉丛，其中 8 条需要结扎。失血量不大。肿瘤重 4 磅。打开上文提到的导管，发现它贯穿整个肿瘤，多数呈纵向，如肺部的支气管，向各个方向发出分支，衬以分泌脓液的内膜。

此人外貌独特，尤其是和其他同乡一起时，让人强烈怀疑他是名歹徒。他时常双眼盯住地板，他的行为方式让人感到害怕，他回答问话时尽可能简洁。对肿瘤进行必要包扎时，他极不耐烦，但自己控制住了，而且不顾最严厉的医嘱，随意反复移动敷料。尽管我们为他提供舒适的必需品，但他每天都焦躁地离开。第 10 天结扎线脱落，患者不久后消失，从此再也没有消息。由于伤口小且愈合迅速，不需担心其伤口的危险。他潜逃的方式让人更加怀疑他是个坏人，不习惯在医院看到的礼仪，也不习惯被人以礼相待。

病例 5331：5 月 14 日，脂肪瘤。钱泰吉，南海农民，32 岁，右大腿内侧生出一颗肿瘤，在缝匠肌与股外侧股肌筋膜下，从臀部延伸到膝关节二三英寸处。肿瘤将缝匠肌推离正常位置四五英寸。肿瘤底部尺寸为 2.5 英尺。肿瘤已生长 10 年，体积巨大，严重妨碍行走与劳动。6 月 13 日，由考克斯先生与渣甸先生协助切除肿瘤，从切第一个切口时算起，切除肿瘤用时40秒半。肿瘤重8斤或10磅半。近腘窝处一条相当大的动脉需要结扎。瘤体完全呈黄色，切开后渗出大量油性液体。6月14日上午，患者发热，脉搏极不规则，为112次/分。给予蓖麻油、硫酸镁与赛德利兹（轻泻剂）口服，服下后，随即呕出。下午给甘汞与大黄口服，没有呕吐。4点钟排便，患者症状明显缓解。6月15日，患者再次排便，脉搏78次/分，仅有低热，腿几乎不疼。他心情愉快，希望把粥换成更丰富的食物。6月16日，轻微发热，食欲一般。6月17日，包扎伤口，伤口状况令人满意，接近痊愈。此后一切进展顺利，预期他将迅速痊愈。

病例5583：6月14日，乳腺病。关美华，高明人，45岁，丝绣工人，两年前左侧乳房异常增大。来医院前6个月，她请中国医生看病，医生连续为她敷膏药，不久后，皮肤溃烂，腺体突出。她很瘦弱，而乳腺有她头颅的三分之一大，站立时乳腺下垂平脐，卧位时铺放在胳膊上，表面大且皮肤破损，因衣服刺激乳腺，渗出血液与腺体的自然分泌物。多处可见明显增大的乳糜管。脉搏90次/分，虚弱无力；病灶限于局部。患者诚实地说"越快切除越好"。给予她隔日服用的几粒汞丸与药西瓜萃取物，6月20日，由考克斯、渣甸与霍尔盖特诸位先生及马尼拉的马拉特博士协助摘除乳腺。清晨手术前，问患者是否害怕手术，她给出否定回答："现在我右转左转，前倾后仰时都会疼痛，但切除乳房只是一次剧痛。"她以镇定而坚信的姿态走进手术室，无法逃避在场先生们的关注。显然，这位女士躺在手术台上外国人的手术刀下时比躺在父母怀抱里的孩子更富有安全感与信任感。摘除乳腺用时2分钟半；没有需要结扎的动脉。在剥离腺体的小块残余时，患者只是抖动嘴唇；但是，在抬离手术台之前，她恢复自然的表情。没有伴随发热；第二天脉搏102次/分。第21天，拆除部分敷料，伤口正在一期愈合。第三天，患者从一个房间走到另一个房间，为摆脱阴郁的前景而感到高兴，为摆脱疾病与误治带来的痛苦感到高兴。她正在迅速康复。

白内障。最近一期到院治疗的患者中有48例为白内障患者，医院开办以来，白内障患者共有466例。日常工作方面，本期曾有连续为14个患者做白内障手术的记录。记忆中有几例白内障自然吸收的病例，但只有 2 例重获视力。其中一例视力尚可。在很多有趣的白内障病例中，如下病例中的姐弟尤其值得注意。

病例 4714：黎臣星，19 岁。**病例 4747**：黎阿卿，21 岁，三水人。均因白内障失明，弟弟已失明 10 年，姐姐失明 20 年。姐弟由父母陪伴来到医院时，眼睛几乎没有光感。他们的面色如死尸般苍白，眼神空洞而静止，镶嵌着珍珠一样的乳白色白内障。虹膜对光刺激的敏感度正常，舒缩迅速。依据病情需要，将白内障针拨或撕裂：姐姐的一只眼睛在手术后并发轻微炎症，感染虹膜，导致瞳孔出现不规则。手术其他方面的情况令人满意。约一个月后，姐弟两人出院，尽管他们居住在同一屋檐下，但这么多年来，这是他们第一次能够看见对方的脸。现在，他们表情中显现出生气与智慧，而非之前如大理石塑像般的面容。欢快的子女与同样愉悦的父母带着深深的感激之情回到家里。随后一个月，他们再访医院，姐弟都身体健康，视力恢复到能阅读的程度。

病例 2231：黄其琼之死。此人患先天性肿瘤，肿瘤硕大无比。第五期季度报告中曾提及其病情。3

月 26 日，他突发高烧，3 天后死亡。直到听说他死亡，我才知道他的病情。我即刻赶赴他的住所，被带到他的房间。死者的两位遗孀与一个小女儿，身穿麻布孝服，双膝跪在尸体旁的地板上，她们面前燃烧着香与蜡烛。从房间退出后，我向死者的父亲与兄弟解释，我们很希望检查肿瘤，保证以对待活人的方式对待死者，而且告知他们带着肿瘤把尸体放入棺材多有不便；他们大致同意，但必须先与遗孀及母亲商议。不久父亲返回，说他同意检查死者的肿瘤，但其母亲与妻子们不会同意："她们怕血，而且手术会让死者疼痛。"我无功而返。假如她们允许解剖尸体，朋友的捐资让我能为这个家庭提供 50 美元作为礼金。我指派通事去与她们协商，但是徒劳无功。或许 500 美元也不能劝服她们放弃迷信。1 月份时，我曾经就他的病情与几位医学及外科专业人士进行最后的会诊。多数人认为手术有风险而反对为他手术，其他人认为风险和成功概率相同。

两三例极其错综复杂的病例中患者死里逃生，我们重复着医院手术没有死亡的事实。毋庸置疑，这种状况对所有求医的患者产生无限信任至关重要。在过去，求医者来自社会各个阶层，有来自帝国偏远地区的，来自东部宁波的，来自北方北京的，来自西部内蒙古边界的。朋友从纽约与菲律宾寄来药品、外科器械与骨骼标本，在这里请接受最真挚的感激。

注意：以下译文（为此，我感谢朋友郭实猎牧师的帮助）引自中国著名诗人之一苏东坡的诗作，由马师爷誊写在镀金的扇子上，扇子是我治好他的白内障恢复视觉时他赠送的礼物。他的病例在第四期季度报告中已经做出陈述。这个在原文中出现 4 次并被译成白内障的"翳"①字显然不指晶体疾病，而是眼睛上的一层膜，可能与 pterygium（翼状胬肉）相同，pterygium 一词来源于希腊语，表示翅膀，正是康熙所给的定义。依其所言，e（翳）表示门窗上朦胧的屏蔽，形成阴影，翅膀，合拢，关闭，等等。用余京的话说，此语用于一棵死树，没有了树叶或树皮依然站立。我们还获悉，中国人曾经将器械放入眼睛，这首诗使人联想可能的真相，引导我们去查阅他们的书籍。令人惊讶的是，如果苏东坡生活的时代人们已掌握白内障针拔技术，这种技

---

① 《马礼逊字典》第二部第一卷第 133 页第 1668，在此被定义为一种伞，用于遮盖或掩蔽。

能就不会失传，尤其是在中国这样白内障如此频发的地区。

郭实猎先生的译文如下：

针头如麦芒，气出如车轴。

间关络脉中，性命寄毛粟。

而况清净眼，内景含天烛。

琉璃贮沆瀣，轻脆不任触。

而子于其间，来往施锋镞。

笑谈纷自若，观者颈为缩。

运针如运斤，去翳如拆屋。

常疑子善幻，他技杂符祝。

子言吾有道，此理君未瞩。

形骸一尘垢，贵贱两草木。

世人方重外，妄见瓦与玉。

而我初不知，刺眼如刺肉。

君看目与翳，是翳要非目。

目翳苟二物，易分如麦菽。

宁闻老农夫，去草更伤谷。

鼻端有余地，肝胆分楚蜀。

吾于五轮间，荡荡见空曲。

如行九轨道，并驱无击毂。

空花谁开落，明月自朏朒。

请问乐全堂，忘言老尊宿。

（彦若，乐全先生门下医也。）

这首诗转抄自苏东坡，原作以五言诗赠送眼科医生王彦若。赠此扇予伯驾博士，今为君驱散酷暑，坪山，马平勤。

注意： 扇子另一面是冬松图与此注"清美临摹恭呈冬松，为伯驾博士清气醒神"。

第九章　广州眼科医局第九份季度报告

截至 1838 年 12 月 31 日，医学博士伯驾牧师撰写。

人们不断增长的信心建立在外国外科医生展示的强有力医术上，建立在对经受手术痛苦甚至截肢的接纳程度上——尽管这如此强烈地违背他们的成见与准则，即身体发肤，受之父母，应该保证在坟墓长眠时身体仍是完整的。一位中国女性（据我们所知，至少在近代是第一位）已接受右上肢截肢；另有 4 位女性由于癌症晚期，接受乳腺摘除。——非常多的官员，甚至是一些高官的认可，表明大家不断提升对外国医生关于疾病和治疗知识的依赖度。

在这些人中，我们可以谈谈黄某，他任本省按察使。我在一位行商的商号里第一次见到他。这位先生的主要目的是寻求一种方法，以觐见皇帝，汇报其不良的健康状况，但又不妨碍其晋升。他的身材极其肥硕，他的官轿由 4 个轿夫抬运（其级别规定的数目），带着同等数目的随从。他得的病是偏瘫。他的要求不高：只要保证能步行 20 杆①，完成上级巡视时的必要礼仪——下跪和鞠躬，他就彻底满足了。现在他仍在治疗中，以后将给出其病案的详情。另一位显贵来访者是卢，商行所在地区的长官。从他所处的环境来看，如果医局作为一种新事物，由于政府不满而倒闭，那么他是接管医局的合适人选。因此，他来求医就显得很有趣。但是，就他接受医局的帮助及其与朋友谈到医局时嘉许的措辞来看，他实际上支持医局。此外，他让百姓也了解到医局的影响，大家都知道他在医局得到了实质性的帮助。他的侄子与几个朋友是医局的患者，有些仍然在治疗中。在一次探访中他还引见一位副将或上校——庆安（Hingan），近来他在保卫广西首府中统率驻守部队，随后赴北京。这位官员患有风湿

---

① 杆（rod），长度单位，1 杆 = 5 码。

病，他没有再来医局，或许他不得不提前赶往北京。我们在这里介绍另一位官员卢，他是两广总督管辖的巡抚（非军职人员，其职责接近于欧洲的侍从参谋）。卢不像上文提到的患者，他们喜欢通过浩官或其他行商求医，并安排在商行会面，不愿意和其他人一起在医局就诊。——这位官员来到医局，并且曾经留在医局，观察正在进行的手术。他兴致盎然地看着用针摘下的白内障，听到已经失明数年患者随着针具移动惊呼"我看到光啦"。手术1分钟后，患者在数放在自己眼前的手指，他在一旁观察。他在问询中特别希望知道患者失明多久，手术是否伴发严重后遗症等。一周后，他返回医局，得知那个患者已经出院，没有出现任何炎症，夜间睡眠也丝毫没有受到影响。

尽管这些情况令人鼓舞，但还不能认为我们已经战胜所有偏见。偶尔会出现相反的情况。一位行商的兄弟被断定病情危重，我应朋友的特别要求到他家里出诊。我诊断他病得很严重，但是服用欧洲医药能够康复。我判断预后良好，但结果让人失望：患者继续接受本地医生的治疗。我说病情耽误一天就增加一分危险：患者可能丧命——耽误治疗就像是房子起火后不立刻叫消防车，而是先尝试其他各种灭火方法一样。中国人应该能明白这种说法。然而，规劝无效。患者说："我看不懂外国人的药方，我怎么知道他给我的是什么药品。"看医生给出的处方是中国人的习惯，并且很多读书人学习各种自己感兴趣的医学理论，自称知悉脉搏、给出疾病诊断与特定的治疗措施。患者执着于自己的成见，接受自己医生的治疗一段时间后，为愚蠢所累而死亡。就在他死亡前，再次向外国医生问诊，但已为时过晚。

本期季度报告出现第一例手术后死亡病例，随后将详细说明，这样的结果也是患者普遍信任我们的体现。患者死亡时，她的丈夫竟然在旁边睡着了。得知妻子死亡时，他向上空指着说"天已注定"，他们不后悔做手术，他公正地说："如果不是在医院得到医疗护理，像她这样的病，活不了这么长时间。"在欧洲的任何医院处理同类事件都可能有较多的不愉快，不会得到更多的谅解。前一个例子所体现的信心和鼓励，使得同样的手术为人所接受。

本期医局花费如下：医局租金 125 美元；膳食、燃料及其他费用 109 美元；本地助理薪水 78 美元；

药品及其他费用 14.5 美元。共 326.5 美元①。

正如已出版的医院报告描述的那样，在 7 月至 9 月间，医局歇业维修，同时在澳门开业。本期入院患者 505 人；从医院开办以来共计 6300 人。最近一期的病例记录如下：

1. 眼病

肉芽形成——18

睑外翻——1

睑内翻——46

倒睫症——1

睑缘炎——15

干眼症——1

麦粒肿（睑腺炎）——1

眼睑赘生物——1

眼睑震颤——1

眼肌麻痹——1

鼻泪管阻塞——3

泪阜病——2

急性眼炎——21

---

① 原书为 316.5 美元，应为 326.5 美元。——译者注

慢性眼炎——84

化脓性眼炎——3

淋巴结核性眼炎——2

眼炎——1

翼状胬肉——22

急性角膜炎——1

角膜云翳——44

角膜溃疡——2

角膜混浊——3

角膜白斑——1

葡萄肿——20

慢性虹膜炎——3

虹膜前粘连——5

虹膜后粘连——5

瞳孔闭锁——2

脉络膜炎——1

白内障——44

青光眼——2

飞蚊症——2

瞳孔缩小——3

黑朦（黑内障）——4

不完全黑矇——2

近视——2

昼盲症——1

夜盲症——1

多血海绵肿——1

单眼球缺失——22

双眼球缺失——12

2. 耳病

耳聋——5

耳漏——1

耳道缺陷——1

3. 其他疾病

炎症性疾病：

风湿病——6

鹅口疮——2

脓肿——5

关节炎——2

乳腺瘘——1

肛瘘——1

溃疡（主要位于四肢末端）——3

咽喉溃疡——1

咽峡炎——1

全身性疾病：

腹水——2

全身水肿——6

鸦片成瘾——8

淋巴结核——9

循环器官疾病：

心悸——1

呼吸器官疾病：

慢性支气管炎——1

消化器官疾病：

腹泻——2

寄生虫病——4

肝病：

长期消化不良与肝脏肿大——1

生殖器官病：

尿道瘘——1

尿路结石——1

腹股沟淋巴结炎——1

神经系疾病：

麻痹——1

皮肤病：

头癣——4

疥疮——3

断发癣——1

其他——4

骨病：

骨肉瘤——1

髋关节病——2

股骨骨疡——1

下颌骨骨疡——1

异常赘生物：

头部角状赘生物——1

鼻息肉——1

肉瘤样肿瘤——2

皮肤癌——11

乳房包虫——1

乳房硬癌——5

甲状腺肿——1

上肢肥大——1

上肢萎缩——2

外伤：

尺桡骨骨折——1

枪伤导致的胸部不适——1

脊柱弯曲——1

舌切除——1

剧烈运动导致的外伤——1

廷官的病案（见第二份季报第 1243 例）。右脚坏疽。10 月初，我刚从澳门回来不久，收到消息说，一位老先生的一只脚病情严重，急需诊治，不能再耽延。我前去拜访时，他非常高兴，还说他本想派人到澳门找我，但被告知我不可能为他一人而置数几百患者于不顾，他便作罢。坏疽已经很严重。大脚趾与相邻脚趾已脱落，青紫色坏疽已经蔓延到跖骨球部并影响到其他两个脚趾。我没有留意其肠道情况。除了几味相似的药物外，他们的治疗方法就是使用人参。有时候，在肘弯以下无法感知脉搏，尤其是左上肢。我向他解释该疾病的性质，截肢不是明确的选择，他唯一的希望是恢复消化器官的功能，改善整体体质；如果不在跖跗关节处形成分离线的话，他希望至少能在踝关节处形成一条分离线。他不愿服用泻盐或蓖麻油，而是使用汞丸与微量巴豆油作为通便药。我们允许本地医生继续使用人参及其他药物治疗，每天给我看他的处方。他内服补益药、波尔图葡萄酒、龙胆酊与铁制剂，在脚上敷用亚麻子与波尔图葡萄酒制成的药膏。由于我经常要护理包扎老先生的脚，他就时常在早晨与晚上指派人用他的轿子接送我。一周后，脚及全身症状明显改善，最后一次出诊的前一天，我一进房间，他就兴奋地一直说"你是我的医生"。但是，正如我后来所看到的那样，第二天由于他的临时女雇员的干扰，他请求我中断两天的探访，其间他不想对脚进行任何治疗。但是，我再次拜访他时，他只是要求看他的病，不开处方。尽管他有些犹豫，但还是让我进入他的房间。当时他的脚看起来像是由本地女医生包扎过，她涂抹了各种数量不明确的药膏。老人看上去情绪低落，几乎不大声说话。此后，我只看过他一次，一位相识很久的欧洲朋友陪着他。当时，我坦率地指出，他正在进行的治疗等于听任疾病发展，完全没有效果，但是，如果继续接受能让病情好转的治疗，他依然有希望康复。他似乎对探访心存感激，如果他像健康时那样不用依赖别人，无疑他会接受家人们不肯接受的建议。11月20日，老先生去世，葬礼与逝者在世时的地位财富竟然如此相称。如果有空闲，偶尔要去看看中国人的葬礼并完整记录那些仪式，这是件有趣的事情。尤其是中国人与古希腊人葬礼之间出现的巧合，据说古希腊人习惯随死者埋葬马匹、衣服、武器，还有朋友们的礼物与死者心爱的任何物品。几天后，我到死者家里拜访。当时我注意到许多朋友的礼物，如写着赞颂逝者的悼词的匾额，以及男女用人；动物，如一只天鹅、一只仙鹤、一只孔雀、几只山羊、几匹马等，全是纸糊的，准备焚烧后送到另一个世界为死者提供便利与满足。最引人注目的随葬品是那堆官袍，从宽大的长靴到帽子上的纽扣，也都是纸糊的。装着焚烧物品的瓮上，摆放着代表逝者头衔及其获得头衔年份的证书，一个像羊皮纸的小卷轴装着逝者官职的官方证书摹本，有正式的签字和盖章，以此完整凭证声明逝者在极乐世界的级别。此人与外国人交往约 40 年，积累了自己的财富。他因性格果断、对日常事务判断力强而卓越不群。然而，这就是他的结局；至少在他的朋友们眼中，他是带着希望与期待进入极乐世界的！

　　病例 5707：1838 年 10 月 27 日，乳腺硬癌。卢

福，50 岁，番禺西海村人，右侧乳腺患硬癌已 6 个月。患者来到医院时，癌肿很大且坚硬，表面皮肤全部受影响；外观呈异常粗糙红肿的疣赘样，伴有难闻的分泌物。乳腺癌的整体与其基底部紧密粘连。腋下淋巴结十分肿大且坚硬。患者很肥胖。有时她感到剧烈的刺痛，脉搏非常快且虚弱无力；患者食欲尚佳。医局没有给患者太多能成功摘除肿瘤的希望。但是，医局为尝试压迫疗法而接收她留院治疗。处方给予汞丸、药西瓜提取物，结合少量鸦片服用。服用 2 格令毒参提取物，每天 3 次，睡前给予 1 格令莨菪提取物。夜间用胡萝卜泥敷，白天用力压迫。不久，患者病情得到明显的改善，乳房变小并稍能移动。11 月 2 日，患者衣服摩擦乳房导致出血几盎司。中国助手敷明矾溶液止血，但患者说有半小时她感到非常疼痛。12 月 5 日，在拆除敷料时引起更大量的出血，脉搏仅为 60 次/分，且极虚弱。12 月 6 日，给予患者配齐一直服用的药物，建议她回家休养一周，继续用绷带包扎与敷药膏。

患者按要求返回医院，由于易地疗养，其病情有所改善。12 月 16 日，患者自发性出血 12 盎司到 15 盎司，因此变得虚弱，脸色苍白；显然，这样的出血情况若再次出现，对患者而言将是致命的。我当时推断，如果患者稍有恢复，在再次出血前切除乳房是延长患者生命的唯一机会。于是，在12月22日，我们实施摘除患者乳房的手术。她丈夫已经了解了妻子病危的状况：听任疾病发展可能会迅速导致妻子丧命，实施摘除手术或许会成功。他作出常规的免责保证。

切除乳腺及腋下淋巴结过程中没有遇到困难，而且患者看起来没有像刚经历过同样手术的另一位女士那样痛苦。但是，在切开第一个切口时，协助手术的一位先生惊呼："这是什么！这不是血液。"从静脉流出的液体看似血水。伤口很快包扎完毕，我们安顿患者舒适地卧床休息，助手说他认为她会比其他患者康复得更快。她保持安静，术后3小时食用少量粥，她似乎喜欢吃粥，但是在晚上9点，她开始呼吸困难，脉搏迟缓，肢端冰冷。我们用白兰地酒与热水为她敷手脚，她说这样会舒服些。我返回医院1小时后，发现她脉搏虚弱且呼吸更困难，但是我听到房间另一边的一个患者在呕吐，认为她最需要关注，就离开这个患者。约15分钟后，我止住那位患者的呕吐，返回查看这位患者时，发现她已经死亡！

尸体很快被转移到一个僻静的房间，一直停放到做好葬礼的准备。丧妻的丈夫明显感到痛苦。他们在一起和谐地生活近 30 年。在妻子患病期间，他一直忧心忡忡，日日夜夜极其勤勉地服侍她，但他没有一丝不满，还常常说自己制造了麻烦。按照习俗哀悼后，他回到医院并反复表达他的感激之情。

病例 5721：1838 年 10 月 30 日，右腕部骨髓肉瘤。梁欣，34 岁，来自花地附近。1837 年 10 月，肉瘤始于桡骨头，并逐渐增大，现在环绕手腕测量，有 1 英尺 7 英寸，基底部约同等大小。从未有明显疼痛，也没有大量出血。患者面色灰黄，面部与肢端普遍水肿，尤其是右侧。大约在开始发病时闭经。患者食欲不正常，但食量与健康时一样多。脉搏弱而急速。偶尔给予患者几粒汞丸与药西瓜提取物，夜间给予鸦片，以改善她全身的健康状况。几位医务界人士查看患者，其中有法国护卫舰阿尔特弥斯号（L'Artemise）的吉尔伯特博士（Dr. Guilbert）。大家一致同意尽快实施手臂截肢手术。尽管患者听不懂我们在说什么，但她从我们不经意间做出的手势认识到或猜测到截肢的建议，随后她以巨大的决心对其他人说，她宁愿病死也不接受手术。几天后，我向她解释病情，几位医务界人士认为，除非手臂截肢，否则她活不长久，手术不会十分痛苦，而且手术是延长生命的唯一机会。她强调失去右手的无助，但是承认相比生命，牺牲掉一只手臂也没那么糟。但是，几天后她决定回家。约 20 天后她返回医院，由于服用药物，她的健康状况明显改善，不过肿物已经增大。我再次向她及其丈夫提议进行手术。他们都同意，但是由于此事非同寻常，丈夫希望先与她的亲戚商量。他商量后写信回复说，妻子的亲戚们完全信任我的判断，但由于身体欠佳，他无法返回。

患者依然同意手术；手术确定于 12 月 5 日进行，并于手术前的夜间做好各项准备。但是，第二天早上查房时，她摇着头，断然地大声叫喊"不要切！不要切!"，又举起两个手指补充道："你要切，给 200 元。"这个患者的表现和所有来院治疗的病人都不同。她完全误解了大家对她的好意。我们为她提供食物，时常预留一个女用人照顾她；当她听说丈夫由于健康状况不能回到医院查看手术时，她表示丈夫不在场自己会害怕；如果她不能痊愈，丈夫会拒绝供养她——我们向她保证，如果丈夫遗弃她，她应该得到供养费。她似乎觉得我急于让她变残废，而且出钱去害她。但是，后来她拒绝承认这种想法，还说其他人已经向她提议，如果能得到这笔钱，她就不用依靠丈夫的供养。几天后，男人来到医院恳求我原谅，还说指望医生付款治愈患者，不是中国人的惯例。她似乎也为自己不知感恩感到羞耻；夫妻二人都要求做手臂截肢手术，并给出常规的免责保证。因为患者长时间拖延手术和治疗，身体已经非常虚弱，这种情况下更有必要给出免责保证。我们只能把患者从床上抬到手术台上。一位懂医道的先生周一看过她，听说我们计划在周三做截肢手术，他认为患者可能无法活到周三。前几天，我们注意到患者右臂肘弯脉搏仅为 90 次/分，同时左手腕脉搏是 112 次/分；而右臂脉搏搏动更强些。12 月 12日，清廷要在外国商行前处决一个鸦片经销商，随之引发骚乱。其间，医院一切安静，我们完成手术。以翻瓣术在肘上 4 英寸处切除手臂。手术前半小时给予鸦片剂以及 5 格令汞丸、10 格令大黄提取物。患者下定决心克服惧怕疼痛的想法，并在锯骨时询问什么时候进行切除。她当晚十分安静，早晨排便，脉搏 114 次/分，极其微弱。不久后，她食欲增强。12 月 15 日，患者情况危急，当时我被叫去看她。患者腹部极其膨胀，脉搏加快，皮肤滚烫，呼吸非常困难。我立即给患者服用 1 盎司蓖麻油。第二天早晨，她恢复平静。16 日，包扎手臂，相当大范围的伤口边缘已经一期愈合。17 日中午时分，我看见她狼吞虎咽地吃下一碗油腻的香肠，甚至没配米饭。我告诉她不要吃这些食物，她很不高兴并大发脾气。17 日，她出现腹泻，情况持续几天，用鸦片、白垩汞及蓖麻油治愈。术后第 14 天，缝合线脱落，除缝线处，伤口正愈合。从手臂切除时起，患者开始进入康复期，她声称术后自己感觉夜间比术前更舒适。

检查前臂，表明在肘上截肢是适当的。现有证据表明疾病起源于近桡骨头的骨髓，之后蔓延到常见疾病中的骨与软组织中。病变达尺桡和肘关节，骨髓呈棕褐色。肿瘤由一层厚如颅骨膜的骨板包围，锯开骨板，露出一团如脑髓般黏稠的物质。骨板上有一些孔，骨髓样物质从孔中凸出并像蘑菇一样自行扩张。

1 月 10 日前后，我告知患者，只要她愿意，任何时候都可以回家，但是她情愿在这个为她提供一切生活便利的地方住久一点。

1月19日，丈夫回来接她，她兴高采烈地出院，两个人都很感激。她的肝脏活动已恢复，她的皮肤柔滑而自然，预测她能生存多年并享有良好的健康状态。借这个机会提醒他们感恩永生的上帝，感恩他们所有幸运的创造者。

病例5723：1838年10月30日，毒蛇咬伤。梁伦，50岁，顺德人，专业捕蛇人。9月22日，他被一种叫乌肉蛇或黑肉蛇的毒蛇咬伤。现在是受伤后第39天。他由于长期接触蛇类而疏忽大意，徒手去抓距离蛇头较远的部位时，毒蛇咬到他的手背。手即刻肿胀，他感到剧痛。对所采用的治疗措施，他无法给出满意的说明。但是他说使用的每个治疗方法几乎都没有效果。在一定程度上，他的体质已经从外伤中恢复，但手肿胀严重，手指粗大、僵硬、冰冷，手背的皮肤已毁坏，肌腱外露，基础健康状况在变差。

我们偶尔给予他汞丸、药西瓜提取物与芒硝，过度疼痛时给予鸦片丸。反复使用润肤药膏与水蛭疗法，并置手于高位。根据阿尔特弥斯号护卫舰上吉尔伯特博士的建议，不使用糊药时，用浸满亚麻子胶浆剂的软纱布覆盖伤口，大有帮助。尽管这位患者意识到手指终将丧失功能，但得知能保留整只手时，他仍然感到高兴。伤口愈合，患者已放弃原来的职业，成为一名轿夫，尽管伤口偶尔溃疡，但整只手依然能使用。

病例 5770：癌。丘琪，45 岁，肇庆人，从 1837 年 5 月开始，左侧乳腺患硬癌病变。起初，肿块比槟榔还小，但现在已经影响到整个乳房，以及腋下与颈部淋巴结。肩与手臂也严重肿胀。乳房皮肤变色且不平滑，像个大天花痘瘢，整个肿块很硬，患者感到疼痛。脉搏 112 次/分，舌象正常，大便通畅，食欲良好。

我们向她说明治疗预后不良状况，同意她留院观察几天，看病情能否缓解。处方给她 5 格令汞丸及等量药西瓜提取物，2 格令毒参提取物，每天 3 次，就寝时给予 1 格令黑莨菪叶提取物。乳房敷木馏油洗剂，同时加压。不久，几处皮肤毁损并引起排液。为清洁创面，夜间偶尔使用胡萝卜泥敷。11 月 19 日，停止使用毒参及其他药物，开始用碘制剂，每天 3 次，将 6 滴碘酊放在一酒杯甜水里服用，并在早晨服用 1 盎司泻盐，直到 11 月 21 日出现重大变化，此时肿胀的手臂发生重度感染。脉搏 120 次/分，立即服用 1 盎司蓖麻油，吐酒石葡萄酒每小时 10 滴，甘菊茶随意服用，手臂敷酒精洗剂。晚上 8 点，患者病情稍有好转。睡觉前给予足量的甘汞与泻药。11 月 22 日，夜间已排便，大清早报告她情况较好，已进食一碗粥；上午 10 点 45 分，为她备茶的用人很快返回，发现她已经去世。

病例 5806：眼多血海绵肿。何梦美，76 岁，东莞农民，10 年前左眼生出一个海绵肿，呈圆形，直径约 3 英寸半，无破溃。建议患者不作干涉，眼睛越来越红肿时，敷用硝酸钾洗剂，并偶尔服用缓泻剂。

病例 5895：乳瘘。增城人仇喜，33 岁，船家女，育有三胞胎女儿，由于家境贫穷，她们全都被送去育婴堂。患者对乳房疏于照料，形成瘘管，她来到医院时右侧乳房多处穿孔，排出大量乳液与脓液。留意她的一般健康状况，时常注入硝酸银或硫酸铜溶液，并稍加压，瘘管愈合，约 4 周后乳房康复。如果她没有如此丧失母性地抛弃三个女儿，哪怕留下一个女儿，都可能会避免由此带给她自己的苦难。

病例 5935：乳房包虫病。唐喜藕是广东省南海的自梳女，50 岁。起初，她来医院求治慢性眼病，但跟医院里治疗乳腺疾病的其他人熟悉后，终于战胜自己的羞怯，透露她来广州治疗乳房的真实目的。她的疾病本质上没什么独特之处值得我们关注。然而，治疗中出现的一个细节体现了早期在中国传播福音的成果，正是这件事使该病例值得关注。她两侧乳腺很小，包虫囊像肉瘤样肿瘤占据左侧乳房的位置，呈球形，直径两三英寸。12 月 19 日进行手术。在做切口时，大量匀质的胶状物溢出，呈白、黄与紫红颜色。剥离囊壁时并无困难，伤口很快自然愈合。切第一个切口时，患者大喊"耶稣救我！耶稣救我！"，并多次重复相同的话语。没有什么比这更让人感到意外。非常值得注意的是，这位女士与其他中国人的举止不同。她似乎真诚地信仰基督教，还说她周围几个省份有几百个人同样信仰基督教，200 年前，他们就了解到救世主。她反复打听关于救世主与"圣母"的书籍及肖像的信息。

病例 5874：1838 年 11 月 17 日，乳腺癌。苏喜，42 岁，番禺人，一个非常肥胖强壮的女人，来医局 6 个月前患乳腺癌。乳房很大，红肿坚硬，腋下淋巴结也受影响，有时剧烈疼痛。此时，我们不指望她同意切除乳腺，但是告知她可以留医几天，尝试消除炎症，延缓疾病的快速发展。医院要求她节食，并反复使用泻药与水蛭治疗。最后脓肿形成，随着脓肿破溃与排脓，炎症消退，整个肿块活动度增加，用刀全部切除似乎可行，患者非常渴望切除肿块。

12月22日，为卢福手术的同一天，我们为她切除乳腺。那天早晨，患者醒来时非常高兴，她梳洗完毕并涂脂抹粉，摆好一把椅子并铺上垫子，请求"医生"坐下，她要叩首，即下跪至头触到地板。想到她对自己面临的苦难一无所知，让人感到伤心。流血和无力感，让她丧失勇气。手术异常艰难。由于患者肥胖，之前的炎症与继发的溃疡形成，肿瘤没有完全局限。切口的从腋下延伸到乳房稍低部位，面积大，且切开脂肪层很深。手术中还切除一组发炎的腋下淋巴结，其中一个相当大。失血量大，几条动脉需要结扎。我们包扎伤口并安顿患者卧床。她吃过丰盛的早餐，但全部呕出，有几个小时抱怨手臂疼，但是伤口不疼。到下午6点钟，患者开始变得平静，带着些愉悦，不吝盛赞之词："有医生在这里，我不害怕。假如我没有遇到他，我这病一定是要命的。医生有很大的胆量，即巨大的勇气完成手术。"

晚上 10 点，患者再次呕吐，脉搏 120 次/分；我们给她两滴木馏油以丸剂的形式服用。不久，她从嘴里吐出一条寄生虫（蚯蚓属），之后她感觉舒适些，但是 48 小时内她睡得很少。她服用各种剂型的鸦片都感到不适。12 月 24 日早晨，包扎伤口，拆除所有缝合线；给她服用 20 滴鸦片酊，引起眩晕，女用人因此感到非常惊慌。我进入房间时，她正忙于捏患者的鼻子并用早已磨成浆状的生姜猛擦患者的太阳穴。我告诉她，这是药物的作用，患者很快就会好转。晚上 9 点，患者脉搏 110 次/分，平稳顺畅，皮肤无高热，且湿润。患者不停地呻吟，和她说话时，呻吟得更多。几天后，她开始好转，健康肉芽组织迅速增长，大量脂肪组织与筋膜脱落。1 月 21 日，患者完全康复出院，满怀兴奋与感激之情。她天生是个有勇气的女人，个性镇定而果断。

已经提过，为卢福切除乳房的同一天下午，我们做此手术。两个患者在不同的病房，前者死亡时，我们采取预防措施对后者隐瞒真相，唯恐她对自己的病情感到过度焦虑。尽管医院严格禁止，但是，一个小女孩却轻率地告诉她这件事。她意识到孩子的失言引起不满，但她没有感到恐慌。她说："这不要紧，我知道我们的病情不同。她早已错过康复时机；她年纪比我大，而且在手术台上感觉不到疼痛，感到疼痛（在这种情况下）更好。我们的症状不同，我一点也不担心。"继1月12日回家之后，她身强体壮、精力充沛地返回医院，医院的大厅回响着她表达感激的声音。她还带来水果及糕点作为礼物。她说一连几天家里挤满了村里的探访者，他们要看看医生为她做过什么。她留下请帖，邀我到她家赴宴，她家约在4英里之外。

病例5943：12月23日，舌切除。钟坚，22岁，海南人，水果商。这位年轻人已患肺结核一年多。一天他与家长发生一些口角，家长说，"你应该死了更好"，这句话激怒儿子，导致他言辞粗暴。随后，儿子反思自己的不敬行为，他非常懊悔，作为自我惩罚，将自己舌头末端的半英寸完全切掉！他们说出血非常多，但已用本土医生的止血药止血，这些药有高度的收敛性。后来我们获得一些同样的止血药，但成分保密，由卖药人所有。它有点像黄色鼻烟，牢牢地粘在伤口上，与血液形成牢固的凝血块，足以填补缺失的那部分舌头的位置。我首次应邀去看这个患者是在事发后 36 小时，他的舌头形态正常，尖端呈黑色。此时患者及其朋友们非常恐慌，我只是向他们保证不用担心舌伤，但是原有的疾病出现恶化症状。第二天止血药脱落，多次使用硝酸银溶液。伤口看起来情况良好，但其他症状加重，大约一周后病人死亡。2 天后，他兄弟回来取那块舌头（已用酒精保存），说那块舌头应该随身体一起埋葬，他极力强调说一个人缺少一部分非常不好。

病例 5985：头顶上的角状突起。仇嘉全，31岁，花商，顺德人，恰好在头部"敬拜叩头处"（the bump of veneration）的右侧生一角状突起。患者陈述他头上几年前生一包囊性肿物，肿物上的皮肤被腐蚀剂损毁，并有液体溢出。角的起始处由此暴露。它一直在缓慢生长。来医院前，有一次曾将角切掉半英寸多。此时剩余的截断锥，足有 1 英寸高，基底部周长 2 英寸，呈黄白色，硬度如常见的角。完全粘附在头皮上，受到牵拉就产生剧痛。12月 19 日手术切除。做两个椭圆形切口，以全部切出角起源的皮肤。皮肤异常柔软，静脉与动脉异常粗大而且丰富。伤口用缝合线及橡皮膏完全缝合，大约一周后，伤口情况良好。

病例6071：12月14日，从上嘴唇下垂的肿瘤。郭碧，27岁，顺德人。7年前，这位和善的年轻女人发现上嘴唇右侧生出一肿物。现在已有她拳头大小，下垂到颏，并将下唇向左侧推移。肿物不仅让她容貌奇丑，还妨碍她说话，她进食时需将肿瘤托起来。12月19日，以唇裂术式将肿物切除，切断两条相当大的动脉；放入一根针，缝合两到三针。充分保留上唇，使伤口缝合线处于嘴角，这样在愈合后，从此处直接到鼻的外缘看起来便只有一个切痕。12月22日，术后第三天，第一次换药，去除针。伤口接近一期愈合，第五天只需一片橡皮膏。又过几天，她完全康复出院，几乎恢复了天生的面容。她表达感谢与尊敬，但没有叩头，她知道叩头是一种冒犯。

病例6100：1838年12月24日。便秘与肾炎。刘，南海知县。南海县构成半个广州城区，其行政区位于广州西部及西北，人们通常简称为南海。这天早上，老行商浩官派人来请我到他家去看来自南海的患者，患者想咨询我专业问题。下午 2 点，派来送信的人称先生已到。进入他所在的房间时，他非常从容地站起身向我致意，以通常的问候语说："久仰。"

他自己的描述以及所采取的治疗如下：

"疾病开始于今年八月初十，当时我深受全身发热与出汗之苦，但没有寒战。几天时间里我精神衰退。当时有两三天我因打嗝而感到非常难受。直到 10 天后我才排便——当时有所缓解。再次排便是七八天之后，此后没有发热的感觉，而且我能够轻松地吃下一些食物。但是咯痰与夜咳使我大受折磨。他口干但不太口渴。

"8 月 29 日，我开始稍做活动。医生说我脉象良好，血气不足，并指导我服用收敛药，如高丽参等。

"服用这类药方 10 剂到 12 剂后，我双腿无力，于是另加'虎骨'与鹿茸。

"到 9 月底，我开始外出，料理公务，此后我必须每天外出。10 月中旬，我开始感到全身非常容易疲劳，时常需要半卧位休息。接着出现骶骨周围沉重感，肋间与腹部疼痛；随之而来的便秘超过 20 天时间。服用了一些芳香粉剂后，我感到沉重感、疼痛与便秘这些不适症状有所减轻。尽管这段时间筋骨都不疼，但是我从来没感到后腰部完全轻松。那次长期便秘解决后，我依旧是大约10天排便一次。"

他向我咨询前的100多天里，疾病的症状与进展就是这样。此时他的主诉是背部疼痛僵硬，使他不能完成鞠躬、下跪等常见礼仪。作为官员，他常需鞠躬、下跪。腹股沟区偶尔也有疼痛。脉搏96次/分。他舌面有苔，双眼浮肿，食欲一般，已有双肾炎症，且此时他尿中有大量脓性沉淀物。

我们立即处方给予汞丸与药西瓜提取物组成的缓泻药，第二天处方取如下药物：

白垩汞丸　40格令

芦荟胶　8格令

酒石酸锑　2格令

制成丸剂，分成12粒，每晚服半粒。

处方取：

熊果粉　20盎司

杜佛氏散　48格令

制成粉剂，分成12包，每天一包，放在一杯茶中，分三次服用。

每天早上在肝区涂少量强汞软膏，摩擦至皮肤发热，在腰区敷一大块膏药（红色的氧化铁硬膏剂），每天敷用。如果不服用蓖麻油就无法排便的话，就隔天服用 1 盎司。密切关注他的饮食与生活规律。允许他适量食用难得烹煮的羊肉、禽肉及野味；也允许食用熟透的水果，像煮熟的苹果、梨、海枣与葡萄，避免油腻及多盐食物。禁止食用香料如肉桂、肉豆蔻以及常见收敛物。要求他每天到户外做运动。

在见到医生就诊的间隔期，他派人送来自己写的报告，以说明他近期得到迅速改善。治疗持续到 12 月 31 日，患者第二次就诊时，他表示非常感激，已经感觉到病情有所缓解。本次删去熊果粉，代之以随意服用阿拉伯胶黏浆剂，配合 15 滴毛地黄酊、5 滴柯拜巴脂，一天三次。14 天后尿液接近正常。

前次会面后一周，他第三次亦是最后一次就诊，由已提到过的广西官员庆安陪同。我们一眼就看出他有明显改善。他肢体活动自如，面部表情生动，双眼炯炯有神，与第一次就诊时的忧郁面容、空洞眼神形成鲜明对比，他坚决用语言与行动表达感激。尽管从此时起患者似乎认为自己已经康复，但实际上，相同的治疗又持续一周。很快，他私下里询问什么礼物最合我心意。我非常坦率地向他说明，什么也不想要，他能恢复健康就是最好的礼物。官员们时常提到他们的朋友刘的痊愈，除此之外，直到临近中国新年我才听到更多关于他的消息。尽管当时我已明示不需要礼物，他还是派人送来一对阉羊、两盒茶叶、两套中国使用的瓷茶杯及托碟和两块丝绸；还给医院的年轻人 10 个西班牙银元。我退还钱币，把丝绸与瓷器之类的礼物送给好意充当翻译的先生们，他们翻译了处方以及与患者的通信，患者不说本省方言。其中一位先生在城门口遇到这位官员，并向他提议找外国人问诊。

我们通过浩官，将他需要的药品及服用说明送给他，附一张便签对他的礼物表示感谢，并说明接受这些礼物是因为我们将礼物看作他感激之情的一种象征，而不是想要酬劳；还向他传达一个事实，即开设医院仅为做慈善。

少量鸦片患者得出一些错误的推论，此处要做出修正。表面上，医局是为治疗眼科疾病而设，将所有其他疾病排除在外。6000 多个病人中只报告了大约 6 例发热病例，然而广州及其附近地区并没有完全免于这类疾病。所有疾病中——除了眼病与其他严格意义上的外科疾病——在医局曾极少注意这类疾病。显而易见，眼科医局没有提供标准，让我们借此查明正受毒瘾之苦的吸鸦片者的数量。除了医局的特殊性质，应该知道，少有鸦片瘾受害者有足够的精神和决心去忍受戒鸦片带来的痛苦。亲身观察已提供大量的证据，证明鸦片带来的伤害令人震惊。不断地出现这样的例子，我确信，案例中的官员已沉溺于这种恶习 20 或 30 年之久，甚至更久。如果没有养成吸食鸦片的习惯，他们能留出大量钱财。但他们对于戒掉鸦片瘾不抱希望。说在本市及周边有成千上万的人吸食鸦片，不论男女。我相信这只是个保守的估计。据说在其他地区与省份，吸食鸦片的人数更多。

第十章 广州眼科医局第十份季度报告

《中国丛报》第八卷第十二期，1840 年 4 月：1839 年在华医务传道会的医院报告

医学博士伯驾撰写的广州眼科医局病例第十份报告，将构成本章的主要部分。在华医务传道会借发表这份报告的机会，向会员和朋友们简要介绍协会目前的状况、前景，以及协会过去一年所做的工作。

1838 年 11 月，在华医务传道会召开首次会议，而协会成员在整个 1839 年里，没有聚集过。这里只需简单地提及这一年来社会的动荡以及在华外国人的不稳定地位，就足以解释成员们为什么在 1839 年没有聚集过。

根据政治和商业的态势推测，自 1838 年 3 月以来，协会肯定完全停止了活动。确实，协会停止活动的一段时间及其后的部分时间里，出现一个问题。在四五月份，广州的外国商馆受到限制，广州眼科医局也被高级行商关闭。医局要么在清廷高官的指令下活动，要么在等待指令下达的同时担心受到非难。尽管如此，仍有少数患者私下到伯驾医生的住所里接受治疗，在广州被强制拘留的外国人获释后，患者继续以这种方式接受治疗。直到患者人数越来越多，不得不做出其他安排。

社区的英国人及其医务护理人员从广州搬到澳门，并留在那里。原来的广东诊所（the Canton Dispensary）也因此闲置。同时，社区的美国人（以及其他国家的在华侨民）仍留在广州，使得伯驾医生留下来继续行医。自己的私人诊所无法容纳更多患者时，伯驾医生前去广东诊所求援。但高级行商仍然不愿意重开广州眼科医局。伯驾医生转交给委员会的报告包含了关于广州眼科医局的全部细节。关于病例数量的总结显示，尽管眼疾患者居多，还继续沿用广州眼科医局的名字，但它已不再是眼科专科医院，而是综合性医院。

1838 年 7 月，伯驾医生在澳门开设诊所。1838
年 10 月返回广州时，伯驾医生将诊所关闭，此后该
诊所一直闲置到 1839 年 2 月 28 日。当时，英国皇
家外科医学院成员及伦敦传道会（the London Mis-
sionary Society）医学传教士雒魏林（Willvam Lock-
hart）已经从英国来到澳门地区。委员会接受雒魏林
提供的服务，并且将医院交由他负责。起初，雒魏
林专注于语言研究，医院在 7 月 1 日才正式开门，
尽管期间他会对病情紧急的患者进行治疗。但即便如
此，他接待的患者也不多，这样的状态持续到 8 月中
旬。那时候，英国人及其所雇佣的人都陷入艰难的处
境。所有的本地人都离开了雒魏林的医院，这事实上
就表明医院关闭了。不久之后，也就是 8 月底，中国
人强迫雒魏林及其他英国人离开中国。他登上离开中
国的航船。等待半个月后，他觉得能够尽快回到澳门
居住的希望不大，并且猜测期间的几个月里，在中国
生活全面临越来越多困难。他认为前往巴达维亚是个
不错的选择。在巴达维亚，他在《福建方言字典》①

---

① 又称《福建土话字典》，由传教士麦都思编纂，全书共 860
页，收录 12000 多字，并介绍福建的乡土文化。

编者麦都思①的指导下继续进行中文研究。在当时的情况下，无法召开委员会成员会议。于是雒魏林咨询了几位会员，在他们的建议下，他作出如下决定：请求裨治文（Mr. Bridgman）以澳门副会长的身份管理医院。形势变好时，他会回到澳门接管医院。因此，现在裨治文暂住在澳门。最近，来自美国的医学博士戴弗和来自英国的医学博士及英国皇家外科医学院成员合信（Benjamin Hobson）和裨治文一起工作。合信的家人也随他一同来到澳门。戴弗和合信都表示会在适当的时候向委员会提供医疗服务。而此次使用医院设备得到了委员会的批准。

1839 年 7 月 1 日至 8 月 15 日，雒魏林共接收167 位患者。在中国，患者一般都是到门诊就医，这 167 位患者也一样。他们会按时来医院让医生检查恢复情况，或者取第二服药剂。只有极少数患者需要住院治疗。雒魏林日后返回澳门重新工作时，委员会让他说出自己认为患者值得关注的细节。

委员会希望中国和外国的交流将来能够建立在

---

① 麦都思（Walter Henry Medhurst，1796—1857），自号墨海老人。19 世纪英国传教士、著名汉学家。翻译《圣经》，设立印刷所，编纂字典，创办报刊，为中西文化交流作出重要的贡献。

比以往更加健全和公正的基础上。他们也希望，不久之后，自己无论是在行医方面还是在传授协会的真正原则方面，都有更多机会发挥作用。

委员会认为，有必要临时任命一些人来担任相应职位。阿彻先生（Mr. Archer）离开中国后，韦特莫尔先生（Mr. Wetmore）担任财务主管，格林先生（Mr. Green）担任审计员。而现在，韦特莫尔先生和格林先生都已经回到自己的国家。我们已经任命斯诺先生（Mr. Snow）和莱斯利先生（Mr. Leslie）分别担任财务主管和审计员。因此，斯诺先生和莱斯利先生会和郭雷枢先生一起担任协会不动产的受托人。金先生（Mr. King）也离开了中国，马礼逊教育会的鲍留云先生（Mr. Brown）将担任通讯秘书。根据以上变动，任职名单更正如下：

管理委员会

会长：郭雷枢先生

副会长：医学博士伯驾牧师（Rev. Peter Parker, M. D.）、亚历山大·安德森先生（Alexander Anderson, esq.）、渣甸先生、李太郭先生（G. Tradescant Lay, esq.）、罗伯特·英格利斯

先生（Robert Inglis，esq.）、裨治文牧师

　　记录员：马儒翰（John Robert Morrison）

　　通讯秘书：鲍留云先生

　　财务主管：斯诺先生

　　审计员：莱斯利先生

　　受托人：郭雷枢先生、斯诺先生、莱斯利

先生

　　郭雷枢先生有机会回到澳门，副会长也不用履行具体的职责。因此，我们认为，尽管渣甸先生、英格利斯先生和莱先生（Mr. Lay）目前不在中国，但也不用另寻他人来担任他们的职务，更没必要再选一位会长。

　　1838 年 11 月 29 日，协会召开第一次年会。会上提交的账目表中，协会的经费余额为 780.71 美元。1839 年 8 月 20 日，韦特莫尔先生离开中国。此时，经费已经增加到 2039.71 美元。

　　1839 年 8 月 20 日至 12 月 31 日，经费又增加 320 美元，此时总额为 2359.71 美元。在这个总额基础上，支出 571.26 美元用于广州眼科医局的花销，花销明细如下：膳宿费、燃料费、维修费等 167.63

美元，本地助理和用人工资 253.83 美元，药品等 149.80 美元。共计 571.26 美元。

此外，还有一笔支出要用于澳门医院的花销。但雒魏林先生离开澳门之前，医院的账单还没有计算好，因此没有提交给协会。所以，截至 1840 年 1 月 1 日，财务主管手中的余额为 1758.45 美元①。

在本次汇报即将结束之时，委员会谨代表在华医务传道会，向为协会提供资金帮助的人们表示感谢。同时，也感谢渣甸先生提供了一批非常有价值的医学藏书，最近这些藏书由郭雷枢先生保管；感谢莱先生提供了一些医书和药品；感谢来自马萨诸塞州波士顿的詹姆斯·杰克逊博士（Dr. James Jackson）和来自伦敦的书商理查森先生（Mr. Richardson），他们提供了一些医学著作。更多关于大家对协会所作贡献的细节，会另作详述。

广州眼科医局
第十份报告（1839 年）

在特殊形势下，医生在广州进行了手术改良。

---

① 此处数字应为 1788.45 美元，原文 1758.45 美元有误。——译者注

这种特殊形势也表明，在一定程度上，广东政府对广州眼科医局的作用以及慈善目的有多少信心，是不得而知的。

广州眼科医局像往常一样继续运作，但来就诊的人越来越多。1839 年 3 月 23 日，所有的外国人都不再被允许拥有用人，在某种意义上，他们的自由也被剥夺。刚出现这种情况时，高级行商希望医院内的几个患者能够离开，并关闭医院。然而，不久后，在商馆周围的士兵们开始寻求医疗救助。尽管他们被禁止和一般人交流，不久后，他们允许有身份的人进入医生的诊所，这些有身份的人能够更自由地进出商馆。随着士兵和全副武装的苦力撤离，患者数量逐渐增加，患者中官方人员比以前要多。但也没有完全禁止其他人寻医问药。女性甚至都摆脱偏见，开始接受进入外国人开设的商馆这件事。8月份时，伯驾医生发现他的私人诊所太小，无法接纳不断增多的患者。但是经过多番尝试，他始终没能再回到广州眼科医局的原址。因此伯驾搬到考克斯先生和安德森先生所在的广东诊所。

秦系官员下达了命令，禁止任何当地人在商馆前经过，不论男女老少。而下属官员在执行命令时，主要是针对女性。因此，她们都非常担心医局不能接收女患者。然而，几天后，邝系家一位约16岁的年轻女子来到医局。邝系这位官员的级别和秦系相同，相当于我们所称的准将。

他们两人一同负责管理外国商馆。邝系家的成员违反同事所下达的命令，立刻让该命令成为一纸空文。女性进出商馆不再有阻碍，然而，她们来医局时，却比以前更谨慎。有的女性请求在商馆前的船上或者在城郊的家中看病。因此，不能回到医局旧址行医也未尝不是件好事，因为这样一来，出诊到患者家变得更容易、更频繁。而在从前，不到必要时患者不会让医生到家里去。邝系家的那位年轻女子双眼均患白内障，尽管她不愿住院治疗，而是做完手术后就立刻回家，但手术也进行得非常顺利。由于各种限制，就诊患者数量减少。但这让医生有更多空闲时间进行语言学习、写作以及翻译。

有部分人直接或间接地得到了医局提供的帮助，包括：浩官，高级行商；姓秦的云南官员；姓刘的南海地方官；刘的弟弟王某，任广西道台，是马戛尔尼使团成员王大人①之子；按察使司按察使和布政

①　此处王大人指王文雄，字叔师，清朝军事将领。——译者注

使司布政使，他们是负责省内司法、财政以及领土事务的官员；还有大家都听说过的钦差大臣林则徐。

1839 年，被收治并记录在案的患者总数达到 7000 人，即 1835 年 11 月该医院开设以来的总人数。

以下记录了所治疗过的每种疾病以及患者人数：

1. 眼病

眼睑肉芽形成——20

睑外翻——2

睑内翻——32

倒睫症——2

睑缘炎——14

干眼症——4

眼睑赘生物 ——1

鼻泪管阻塞——4

泪阜病——1

急性眼炎——47

慢性眼炎——90

化脓性眼炎——8

翼状胬肉——27

角膜翳——37

角膜溃疡——4

角膜混浊——2

葡萄肿——8

慢性虹膜炎——13

虹膜前粘连——2

虹膜后粘连——4

白内障——27

青光眼——3

飞蚊症——7

黑朦——16

部分性黑朦——6

间歇性黑朦——1

复视——2

视疲劳——2

近视——2

夜盲症——2

蕈状癌——2

单眼球缺失——22

眼外受伤——2

2. 耳病

耳炎——2

耳聋—— 27

耳漏——7

耳神经性疾病——2

鼓膜丧失——5

聋哑症—— 2

3. 面部及咽喉疾病

腮腺炎——2

扁桃体炎—— 3

咽峡炎 ——1

失音症—— 2

腭部溃疡穿孔——1

4. 循环器官疾病

心悸——1

动脉瘤——1

5. 呼吸器官疾病

慢性支气管炎——18

哮喘——8

咳血——4

胸膜积水——1

6. 腹部器官疾病

腹泻——2

痢疾——2

便秘——3

胃炎——3

消化不良——16

腹水——11

寄生虫病——4

脾肿大——1

腹股沟疝——6

7. 生殖器官病

肱骨疝——3

睾丸肿大——2

尿路结石——1

前列腺损伤——1

腹股沟淋巴结炎——6

淋病——2

包皮过长——1

包茎嵌顿——1

阴囊积——1

阳痿——2

好色——5

痔——6

肛瘘——2

8. 神经系统疾病

麻痹——9

痴呆症——1

精神病——2

癫痫——3

偏瘫——1

神经痛 ——4

脑积水——1

9. 皮肤病

痤疮——3

头癣——3

鱼鳞病——1

疥疮——8

头疮——7

白癜风—— 3

断发癣——8

象皮肿—— 2

麻风病（皮肤发黑）——1

外形异常——19

10. 全身性及体质性疾病

风湿病——25

关节炎—— 7

间歇热——4

鹅口疮 ——1

全身水肿——7

淋巴结核 ——16

梅毒——7

龋齿——1

鸦片成瘾——15

脓肿——14

疖——1

胫骨骨疡——1

溃疡—— 23

11. 骨科病

髂关节病——4

胫骨骨疡——1

跟骨骨疡——1

下颌骨骨疡——2

大转子骨疡——1

肋骨骨疡——1

脊椎弯曲——2

12. 异常与病理赘生物

胸腔畸形——1

鼻息肉——2

肉瘤样肿瘤——11

皮肤癌——1

腹部肿瘤——2

乳腺癌——3

13. 外伤

双腿骨折——1

局部跟腱断裂——1

左腹股沟区异常肿大——1

按照以往惯例，在此会详细说明几个病例。一般来说，选择这些病例并不是因为它们在医学上有什么意义，而是因为这些病例可以说明中国人的性格、习俗、思想习惯和行为习惯。

病例 6107：下颌骨疡和腿部骨折。何哲，30岁，广州番禺区本地人，算命先生。介绍这个不幸的人的病情，以说明需要做手术时，如果不进行手术，会造成永久性伤害。而如果能及时进行手术，则痊愈的机会很大。7 岁时，何哲从屋顶上摔下来，摔断两条腿的腓骨和胫骨，还有两条大腿的股骨。这些骨头一直未复原，何哲也因此终身残疾。但奇怪的是，他并没有完全丧失运动能力。他的腓骨和胫骨以接近45°的角度连在一起，股骨也是呈钝角连接在一起。因此，随着膝关节的弯曲，他的双腿几乎成铁环状。把身体放在一张轻巧的凳子上，他能够把自己的腿拖到身后，像蚯蚓一样，从一个地方挪到另一个地方。何哲刚摔断腿时，如果可以进行只需几分钟的手术救治，他就不用承受无尽的痛苦和无助。下颌骨疡扩散已经折磨他4年，也正因此，他申请了救济。

病例 6564：7 月 25 日。癫痫。广东省按察使（司法长官）的孩子。按察使、行商还有医生讨论完相关事宜后，按察使把他的孩子送到高级行商家里。他没能按照计划陪着自己的孩子，他的一些朋友代替他陪伴孩子。根据医生的要求，这个孩子病情的相关细节被记录下来，因为这可能有助于解释中国人的医学理念，也能说明他们所掌握的知识范围。这里插入这个病例的英文版记录。

道光十五年腊月（1936 年 1 月），这个小孩在广西桂林出生。次年，他在鼻孔处接种疫苗（即用脱脂棉将疫苗病毒注入鼻孔），并出现几个脓疱。接种疫苗后，他的身体一直很好。直到道光十七年（1837年）春，他出现间歇性发烧症状，不久后又患麻疹。医生误用了丁矾散。用药后，孩子立刻癫痫发作。这时，医生给孩子服用几十剂药，药里含有安息香、琥珀和辰砂。但是这些药并没有完全治好癫痫。同年9月，医生改变疗法，使用保持循环呼吸的药物醚香料。因很少有人知道所用到的药物，此处省略药方。每日服用一剂新药方，服用约100剂后，癫痫症状已经变得很轻。孩子开始吃下一些米饭。道光十八年（1838年）仲夏的时候，孩子开始走路。为了让孩子能保持舒服的生活状态，他依旧每天都要服用一剂上述药方。不服用这种药，或者换成另一种药，都会让他感到不适。现在孩子的癫痫症状已经不太明显，发作时也不会很严重，但是他的感官能力仍未完全恢复。

他不能说话，如果想吃东西，就哭。把食物给他，他就不哭。每天，他的饭量有一茶杯，经常吃两次或三次。他也吃好吃的小菜、鱼肉或别的肉。他不会用舌头尝食物，也不会用牙齿咀嚼。所以，他吃饭时，需要把食物捣碎喂他。他吃不了任何硬的食物，哪怕是很小的一块。所以，他吃的所有东西都要经过仔细检查。所有含金属或矿物质的药方都会阻碍他恢复健康。在某种意义上，他已经是个白痴。虽然他每天都服用槟榔喉片（*howpih*）和大黄来保持循环呼吸，但他的呼吸道并没有完全畅通。之后，他会在肚子上贴一种中间含有很见效的药物的贴膏剂。

我不知道是否有药方能够把这个孩子治好，但是我请求大名鼎鼎的医生，能够看看这个孩子，告诉我能否治好他。

此处引用医生对孩子父亲这段陈述的回复，以便介绍更多陈述中的内容：

你昨天对孩子病情的陈述非常清楚。癫痫很难治愈，而且往往用最好的疗法也没有办法彻底治愈。孩子出生时就癫痫发作，很少能治愈。如果在长牙时发作，牙齿长出来后，往往会恢复；如果是由寄生虫引起的癫痫发作，也很容易治好。治疗癫痫的最佳年龄是 4 岁到 10 岁。如果在 14 岁或 14 岁左右开始发作，通常能自行恢复；但如果 25 岁时才开始发作，通常就会伴随终生。而如果在患麻疹后癫痫发作，那么情况就很不乐观。

一般认为癫痫属于大脑和神经系统类疾病。在外国，患者死后，一般会对其进行尸检。几百个癫痫致死的病例中，小脑均发生病变——小脑变软，颜色发生变化。当然，无法在几天内治愈癫痫。关于你小孩的病情，我无法给出积极的回应，也不能承诺他会完全康复。但我会尽全力救治他。如果一年后孩子还没有康复，不要感到失望。如果他康复了，医生一定是除父母外最高兴的人。孩子现在的情况比过去好，起码他可以走路和吃饭。你说，所有含金属或矿物质的药方都会妨碍治疗，我目前不会使用这些药物。但之后，会开始使用含有这些物质的食物，比如油和面粉。至于有奇效的贴膏剂，你想用就可以用，但不能同时服用两种药。

孩子父亲第一次向医生陈述病情后，医生做出答复。以下是孩子父亲的回应：

我非常清楚引发癫痫症状的原因，认可医生的解释。我还想说，之前孩子每次癫痫发作的时候，总是会用双手紧紧抱住自己的头，要么把头往桌子上按，要么往墙上按。通常，他的手会抬到喉咙的位置。

我觉得，正如您所解释的那样，这个病是在大脑和神经系统中发生的。由于您开的药方对治疗癫痫确实有效，我相信您已经能够诊断这种病。我的孩子遇到了上天派来的贵人，一定会好起来的。对此我深信不疑。

孩子父亲的朋友们陪孩子来看病时，也问了一些问题，其中涉及关于病情的一些细节。癫痫刚开始发作时，孩子的脸色没有变化。过了一会儿，孩子的嘴唇有点颤抖，翻白眼，把头侧向桌子或椅子，用手抓自己的脚。医生在回答疾病发病前兆这个问题时，提到孩子有时发冷，有时发热。在两年半多的时间里，有一次在孩子的排泄物中发现一条寄生虫。排便时，孩子总是哭，看起来像是肚子痛。

关于这个孩子的治疗细节记录甚多，但已没有什么特别的细节值得我们关注。一开始，医生就已经使用驱虫药，之后也使用相似的药物，直到患者肠里的大量寄生虫排出体外。随后，使用硝酸银，还在患者的后脑勺用发疱药。需要时，也会用通便剂和驱虫药。孩子的情况大大改善，孩子的父母对此感到非常高兴。在 6 个月的时间里，孩子发作过两次癫痫，但症状很轻。他的智力似乎在发展，看起来也比较活泼。知道他过去情况的人看到这些，都感到非常高兴。

孩子的父亲已经详细记录孩子的病情，这里插入一些节选。但已有的记录足以说明，本地医生的知识量已经足以让他向孩子父亲解释这个病。读到这些信息时，要记住，很多中国人都会对自己所遭受的疾病空谈一番，并将此认为是一种人文教育。因此，他们在接受治疗时，希望医护人员能够详细地和他们解释病因。患者们似乎希望医生能够列举一些问诊前就知道的疾病症状，以证明自己对疾病的解释是合理的，这些解释通常都很晦涩难懂。还有一点就是，基本上，中国人对神经系统这个概念没有正确的认识。因此，他们说神经系统时，也很少使用得当。他们经常会说身体的循环中有一种"气"，虽然这种认识是错误的，或者纯粹是想象出来的，但这种物质似乎是相当于神经体液或神经感应。

病例 6316：1 月 28 日，动脉瘤。甘作律，38岁，来自广东省南海区。这个男人头部右上方长了动脉瘤，明显是由颞动脉的联结导致的。很多静脉和动脉粗细异常。动脉瘤囊扁平，形状不分明。肿瘤纵高 1 英寸，横距 3 英寸。脉动明显。按压颞动脉几分钟后，肿瘤明显变小。

病例 6565：疝气。林则徐，总督。此前任两湖（湖广）总督，现任两广总督。从专业角度来看，该病例中没有值得关注的细节。实际上，患者本人没有来求医。但是，我认为与这位声名显赫的官员的一些交流值得记录下来。

7 月期间，他首次与我往来。不是求医，而是想让我翻译他提供的滑达尔（Vattel）的《各国律例》（也作《万国律例》）中的部分内容。高级行商将翻译材料送过来。他用毛笔圈出要翻译的内容，涉及战争，以及相关的类似封锁和贸易禁令等敌对措施。他还希望我提供人们对鸦片看法的陈述，给出一个通用的处方，用以治疗深受鸦片之害的人。关于第二点请求，我用中文给他写了如下解释：鸦片被西方科学家归为毒品，但同时，它和砒霜以及其他一些剧毒药物一样，在医术高明的医生手中，鸦片是一种重要药物，但使用过量则可能致死。使用过量致死有两种原因：一是鸦片对心脏和循环系统产生影响，导致中风；二是鸦片对大脑和神经系统产生影响。此外，我还引用了两个例子——有人请医生治疗两个企图通过吸食鸦片自杀的男人，用以说明鸦片对循环系统产生的影响。我还解释说吸食鸦片会逐渐产生影响，从而损害身体整体状况。随后，我指出要以患者的鸦片吸食量、吸食鸦片成瘾的时间、年龄以及身体健康状况为依据，制订不同的治疗方案。因此，治疗这类疾病没有特效药，医生必须根据每个患者的症状采取不同疗法。还有一点补充，即选用疗法时，首先考虑治疗消化系统和肺部出现的异常，这是最先受到鸦片影响的系统和器官。治疗时，疾病症状变轻和患者体质恢复之前，不会让患者完全戒掉鸦片。症状变轻、体质变好后，逐渐减少患者吸食的鸦片量，直到最后患者完全不需要吸食鸦片。为证明这个治疗原则的重要性，此处使用一个非常简单的比喻。有两个孩子，一个孩子被要求冒着生命危险从一个极高的地方跳下来，另一个孩子则可以像下楼梯一样，一步一步地走下来。一步一步走下来显然比直接跳下来稳妥。这其中的区别就说明上述治疗原则的重要性。据此得出的结论是，一般情况下，长期吸食鸦片的患者，如果使用渐进疗法，需要两三个月到一两年的时间才能康复。有些病例可能无法预测康复的时间。然而林则徐对这些解释并不满意，他不相信没有特效药能治疗吸食鸦片的人。他第二次与我往来，是为了得到一些药——他列举药的种类，各要几钱几分的剂量。他想用这些药物代替鸦片，给鸦片吸食者服用，然后逐渐减少用量，直到完全消除鸦片对患者的影响。

大概是在找我拿药那段时间，林则徐第一次找我看病。他派南海区的地方官和高级行商浩官来找我拿治疗疝气的药。我用中文写了一份说明，充分解释疝气是什么，并附上疝气所涉及的身体部位的解剖图，也讲到欧洲人治疗疝气的方法——使用疝气带。很重要的一点是，第一次使用时，需要外科医生进行绑扎。这正是给疾病治疗带来困难的地方——他不愿意和外国人有任何密切的接触。此后，林则徐阁下因公务前去虎门，没再找我。秋天时，一位来自北京的官员，林则徐的老同事，来到医局。他患有疝气，使用疝气带后，已经完全康复。他希望能给林则徐带一条疝气带。对疝气带进行调节，以适合患者使用，是非常重要的。如果不这样做，可能会导致病情恶化。但这个男人尖锐地回答道，他已经使用疝气带许久，理应已经对疝气带有所了解。一两个月后，林则徐的两个随从来到医局求医，一个患有疝气，另一个头部和面部出现皮肤感染。我给第一个患者绑扎疝气带，他非常高兴，还说，他有个朋友，是高官，也患这种病。根据他的描述，这个朋友身上的肿块和他的头一样大。但是，由于身担公职，他的朋友不能到医局看病，也不能让医生到他家里。不过我还是拒绝给他疝气带。第二天早上，一个买办惊慌失措地来到医局。有人推测说林则徐手下的两名随从没有患病，他们是来医局打探的。他得到的保证是这两个随从没有装病。此外，他们那天早上都送来卡片、礼物，还写纸条说会再来医局。我们还在交谈时，那位先生走了进来，和他同行的是一位来自北京的外语口译员和想得到疝气带患者的弟弟。他们不愿透露患者的名字。但是我告诉译员，他们的保密工作没有用。几个月前，病例的所有情况都已经记录下来，医生对此非常了解。听到这里，林则徐的弟弟对谈话产生兴趣，接过话，询问我关于我的国家，以及在别的国家旅行等相关事情。然后，他说他的哥哥患疝气，发病部位肿胀严重，但他和他哥哥的体型相近，他适用的疝气带，他哥哥也能用。他还说，除了带走他认为最合适的一条疝气带，还会多带几条以供选择。选好后，会把其余的送回来。我再推脱也是无济于事，于是把仅剩的 6 条疝气带给他，可他并没有把该归还的疝气带送回来。前一天过来医局的年轻男人，已经配有一条疝气带。他说使用效果非常好，请求再多拿一两条，将来这条疝气带旧了，可以替换。尽管我跟他说广州有很多疝气患者，他看到的疝气带是医局目前所有的疝气带，而且他的疝气带可以用一年，到时医局可能会有更多的疝气带。但他依旧对我拒绝他这件事感到不满。

据说，他们给林则徐阁下送去的疝气带效果不错。只有在咳嗽时，腹部的器官会往下移动。根据对他症状的描述，推测他可能患有哮喘。他得到一点药，为表感谢，回送我果篮等东西。还有一点，林则徐阁下专门询问有关眼科医局的事情，并对此有正确的认识，他还询问其他国家医局的相关事宜。提到眼科医局时，他表达了自己对医局的认可。他的很多随从也在医局接受日常治疗。然而，人们害怕自己对待外国人的态度变得和往常不同，所有人都对这件事感到害怕。上文的细节，以及中国最高级的官员之间的相互猜疑，充分体现了这种恐惧心理。

王某，广西道台，最近在广东担任司法长官（按察使）。上一季度的报告中，提到他身体左侧瘫痪，现在他的病依旧没好。外国人被监禁在自己的商馆时，他没有办法获得外国医生的帮助，于是向一个本地医生求诊。直到 11 月 1 日，他才再次叫我给他看病，那时他的病情已经加重，腿部出现水肿，肿胀严重。这位老先生表达了自己的焦虑与恐惧，觉得自己肯定快要去世了。

我让他服用通便剂和利尿剂，这两种药立刻就见效，他的腿消了肿，其他水肿症状也消失。我们通过仔细照顾他的饮食，以及关注他的排便规律，使他整体健康提升了许多；用一般疗法治疗他的瘫痪。他的手臂和脊柱都有疼痛感，继续使用发疱剂和士的宁，直到这两种药完全见效。然而，他依旧瘫痪。不过他现在身体很健康，能像以往一样吃好、喝好、睡好。

他是位有趣健谈的老先生，很喜欢详细介绍他父亲陪同马戛尔尼爵士及其使团从天津到北京这件事情。根据使团的记述，他父亲是王大人。讲完马戛尔尼、斯当东和托马斯·斯当东（马戛尔尼爵士、斯当东和斯当东的儿子乔治·托马斯·斯当东，在使团的时候托马斯·斯当东还小）的事情后，他总会饶有兴趣地问一些事情。那天，他甚至还戴着一副眼镜，那是乔治·托马斯·斯当东给他父亲的。他的家还在广西，在那儿，他有许多朋友，男性女性都有。他详细地跟我解释他们的病情，并恳切地请求我为他的朋友们开药。尽力了解清楚病情后，我给他们开了药。

大部分英国居民离开广东几天后，陈三洛来到了医局。他53岁，是北京的礼部官员，最近从云南过来，想治疗头部的神经痛，还有受到影响的听力。经过治疗，他的情况有所好转，但依旧在接受治疗。

夏天，他前去广西，留在那一段时间，这期间治疗中断。

　　总结这份病例报告时，有必要用几句话来解释为什么对有身份的人的病例记录比社会等级低的人更多、更详细。首先，除商人外，外国人的其他身份都不被承认。政府官员在吸引更多的关注方面有更大的优势。自从去年官员出台更严格的限制，医局得到的关注度有所提升。其次，官员们更有教养，在谈论自身疾病和其他事情时，能够更好地沟通和表达自己的观点。他们也更常写下自己接受治疗后的体会，而社会等级较低的人，则很少描述自己的病情，只在医生问诊时回答几句。至于接受治疗后的体会，他们通常会到抄书坊找一个充满学究气的抄书匠，起草一份辞藻华丽的感谢信。但实际上，这种现象在社会等级更高的人身上也很常见，而他们本来是没理由找人代写的；社会等级较低的人通常都是口头表达他们的真实感受。住院的患者需要自信，才能和人谈论许多话题，他们可能会说很多值得记录的事情。必须要承认，医生本人还不能熟练使用中文，因此无法进行太多这样的谈话，也不能迅速理解患者经过思考给出的评论。简单地谈论一些影响患者身体健康或者疼痛的普通话题，就相对容易得多。谈论能够学到知识的话题，对语言水平的要求很高。但写下来的东西不一样，哪怕第一遍没看懂，也可以反复研读，并且可能得到本地助手的帮助。

本来有一两份标出来的文件需要翻译，这两份文件对中国的医学思想会有所启发，但在此处省略，以让他们有充足的时间自己处理这些问题。

第十一章　广州眼科医局第十一份季度报告

1840 年 1 月 1 日至 6 月 17 日，医学博士伯驾牧师撰写。

我没有想到会在 1840 年 7 月离开广州去美国，因此耽搁了准备本季度报告。尽管撰写本季度报告的最佳时段已经过去，但一些病例很有趣，吸引我继续定期撰写报告。

王兮云是一位值得尊敬的老人，报告中不断提到他，但有关他的内容可能比较乏味。王大人当时对外国人表现出的感激和谦逊，在和他同级的官员中很少见。他来到医院，在大厅坐下，然后吩咐随从和其他中国人离开，接着他询问我是否正如他所了解的情况那样考虑前往澳门。得到肯定的回答后，他语气中透着担忧："不要去，如果你有朋友住在澳门，写信让他们来广州。"他的善举似乎源于自己的义务感和友情。他前往陕西前，坚持向我索要一张画像，作为交换，他也给我一张他的画像。他上船后，还派人邀请我做最后的交谈。他所乘坐的船有4个船舱，前面两个船舱是给船主和他的随从和家人用的，第三个船舱给按察使，最后一个则给用人。我无法谢绝他提供的点心，女眷和孩子们来到按察使船舱，举止得体，让此次谈话变得更加有趣，尽管陪同的通事表示他们不了解跟外国人交谈的礼仪。王大人回到陕西后，于1843年初逝世。

1840年2月3日，53岁的广东省的布政司司库余先生，因肾病感染来求医。他希望能跟我见一面，但他甚至不敢像其他高官那样去商行，拖了一周又一周，他都未能如愿，直到清廷官员邓廷桢9月份调任福建，我提出自己可以陪同总督的护卫前往此地，这样才给他开了药方。由于总督抵达的时间推迟，天黑才到，余先生向我致歉，不愿让我因此耽搁太长时间。他描述自己的病情，我对症下药。他提过病情有些好转，但不久后他离世。

病例 7119：来自嘉应州的董曹，73岁，粤海关办事员，患慢性眼炎，眼睑肉芽组织过度增生，这样的症状已经持续好几年。他于 2 月 24 日来到医院。脉搏 84 次/分，眼部血管严重堵塞。我们用 16 条水蛭于太阳穴处治疗，在肉芽组织上涂硫酸铜，嘱咐他每天用硝酸银洗眼剂，晚上服用甘汞和大黄。3 月 2 日复查，脉搏 86 次/分。治疗步骤为：用注射器清洗眼睛，划开眼睑，涂上硝酸铜溶液，敷粉剂，每天服用缓泻药丸 [处方取：棠科芦荟，大黄（粉碎）各 10 分，甘汞 10 格令。混合，分成 10 粒，每晚服 1 粒。避免食用刺激性食物]。3 月 12 日，继续之前的治疗。5 月 26 日，患者病情大有好转。用硝酸银治疗睑结膜，每天滴硝酸铜溶液（每盎司含 4 格令），每天继续服用缓泻药。第一次来医院之前，他主要依靠当地医生的治疗，这样很可能导致失明。通过以上治疗，患者的眼疾恢复迅速，继续治疗，很快就能痊愈。

经过长时间的治疗，从眼睑上肉芽组织的情况来看，硫酸铜比其他任何药物都更为适用，因为眼睑表面的肉芽组织消失就意味着痊愈。硝酸银能更快地消除肉芽组织，但结膜看起来不太自然。当眼睑肉芽组织凸显，量大时，不管划不划破肉芽组织，都会先使用几次硝酸银，最后使用硝酸铜使结膜光滑。同样的治疗方案也可以用于治疗角膜的增厚，角膜增厚常常是由严重沙眼迁延引起。

病例 7137：神经痛。1840 年 2 月 26 日，59 岁的周邵龄，他来自山东，现在担任广东省韶州府的行政长官。这位官员体格健壮，举止得体，带着一行随从来到浩官的商行，要检查面部的奇怪病症。他的描述是这样的："左侧脸颊的凹洞长期感到风寒，随后这个洞变成一条虫。虫子最初生成时，患者脸部常常发冷，其他时候又有灼热感。有时候发热时，虫会移动到眼部，此时虫就清晰可见。用针刺虫无比坚硬的身体，带着虫的一头移动，这条虫就像一块单蜡膏，而针刺并未杀死这条虫。接着，这条虫逐渐变得像蒸汽一样，不带来寒栗感，灼热感也消失。即便这样，这条虫依然活着。用辛燥药物攻之，它能很巧妙地避开，面部一有药的味道，虫子要么退避到舌头，要么移动到项部。任何方法都无法驱除这条虫，它已经存在二十几年，现在我请求这位出色的医生能立刻治愈我的病。"

他患有左侧面神经及其分支的神经痛疾病。我们用中文向他描述疾病的特点，消除他将病状想象成虫的想法，用汞丸和药西瓜提取物制成的缓泻药，结合硫酸奎宁、毒参提取物、铁剂，并在神经循行络经上连续使用起疱剂，让患者的病情快速缓解，并最终得到治愈。

该病例充分说明，没受过教育和带有迷信思想的人往往用错误的假设来描述疾病的性质和起因。患过三叉神经痛的人就知道，疼痛本身已经难以忍受，想象有虫随意在自己体内乱窜会带来更多不适。如果这样一位见多识广的朝廷重臣尚且具有迷信思想，那些平民百姓该会经历多少不必要的痛苦。

病例 7243：1840 年 3 月 13 日，黄，29 岁，惠州商人，几个月前由于回旋炮爆裂受伤来到医院。探针明确触及铁件，位于肱二头肌增大部分的下方且接近肱骨。上肢严重肿胀，大量液体流出，全身疼痛不适。通过体质改善疗法与湿敷药膏缓解这些症状后，顺肱二头肌的肌纤维方向做一个深切口，取出一块 3 英寸 × 0.75 英寸，约 0.25 英寸厚的炮管。上肢迅速完全康复。

病例 7067：前臂骨膜炎。陈虚，26 岁，番禺学生，1840 年 1 月来医院。这个年轻人是富裕人家的孩子，他的手臂剧烈疼痛约 8 个月。此时前臂与手掌严重肿胀，伴发红及水肿，骨表面不平滑，尤其是桡骨。年轻人肤色红润，体型丰满，且脉搏有力。嘱咐其节食。每周服用汞丸与药西瓜丸，内服卢戈氏碘酊或氢碘酸钾，食欲受到影响时，偶尔中断。中断期间，在手臂上交替使用碘酊、氢碘酸钾软膏、水银软膏及起疱剂，结合水蛭疗法与绷带包扎。在不同的时期，大约使用 100 条水蛭。通过 3 个月这样的治疗，除了骨表面不平滑，手指有些僵硬外，手臂近乎痊愈，但此病有可能经常复发。他说在 1840 年找来水蛭自己施治，并继续使用医生提供给他的碘制剂。1842 年医局重新开办之后，这个年轻人已经回来过，手臂没有出现之前疾病的症状。

病例 7116：2 月 23 日，溃疡。陶富勤，44 岁，浙江地方官员。这位官员求治一个生长 20 年的溃疡，溃疡已破坏腓肠肌的主体部分，而且其破坏面还在扩大；踝关节亦是僵直的。内服补益身体及改善体质的药物，包扎溃疡，视情形间或湿敷、涂硫酸铜或硝酸银，有时使用特纳氏蜡膏或橡皮膏及绷带。接近 4 个月期满时，他体质非常强壮，溃疡接近愈合。此人的感激之情及其对外国技术的信任值得注意。他又介绍自己患间歇性精神障碍的妻子、几个体质羸弱的孩子及许多官员朋友来寻求医生帮助。

医局停办前几天，这位官员携同他的家属及许多朋友来医院探访。我到达澳门后，他听说我打算离开中国，就派用人从广州到澳门，再次表达感激之情，并对自己这次无法亲自前来表示遗憾，还祝我旅途顺利。最近，他派用人来报告称他一直健康，还说到新年节庆期间，他将到访广州，亲自致以敬意。

病例 7247：3 月 14 日，开放性骨折。麦浩，60岁，番禺人，是黄埔一艘大艇上的成员。他从船上卸棉花包时，已经把棉花包举到船舷，棉花包意外回落，他双脚正要通过两块厚地板，他像被卡在老虎钳里，同时棉花包落在他的胸部，右腿胫腓骨在接近上 1/3 处骨折。胫骨锋利的骨折端刺穿皮肉并移位。炎症消失后，尽可能调整骨折端，达到最佳状态，以固定夹板或石膏绷带，老人在很短时间内就能拄着拐杖泰然地蹒跚而行。随后在 6 月份关闭医局之前，他康复出院。最近他反映情况说，自1840 年以来有少量骨剥落，但现在还好。

病例 7256：3 月 16 日，皮肤癌。何志云，28

岁，南海人，10 年来因右侧臀部垂下一个肿瘤感到不便。肿瘤低至膝关节，像个洋葱的球状部分周长约 2 英尺。切除肿瘤，出血极少，肿瘤与肛门之间仅留下足够引入缝合线的健康皮肤。肿瘤表面不规则，皮肤呈深蓝色。肿瘤结构独特，像瘢痕瘤增厚硬化的表皮，并有类似肺部细支气管的瘘道横贯其中，瘘道内衬以平滑光亮的粉红色内膜。

病例 7361：疣。官，官员侍从，54 岁，高要人，生有两个大疣，分别在颈前和腹股沟；后者直径足有 0.75 英寸。两个都用结扎线除去。疣脱落后，在其基底部涂敷一些硝酸银。

病例 7285：3 月 21 日，象皮肿。刘，20 岁，新会人，被这个顽症折磨数年。依照宗迪教授（Prof. Zondi）的配方，给患者服用升汞（处方取：12 格令升汞做成 120 粒药丸，隔日服用，第一次服用 1 粒，之后每次增加 1 粒），同时偶尔给予含泻盐，允许进食清淡易消化的膳食。患者还须每天服用 3 次 15 滴到 20 滴洋地黄酊，经常用水蛭疗法，起疱剂，并用绷带包扎，嘱咐其将腿置于高位。约 6 周后，患者腿的周长从原来的 18 英寸减小到正常尺寸，只是皮肤还没有随皮下脂肪组织的吸收等比例收缩，而是松弛地绕腿悬挂。患者的脚依然明显增大。但是，在离开医院重新劳作后，他的象皮肿有可能复发。

　　患者在 1842 年医局重开时返院治疗，他的腿比以往任何时候都大。患者住院治疗，实行同样的治疗方案，用绷带包扎并把腿抬高。病情很快减轻，但是约 2 个月后，由于反复使用水蛭疗法，继发严重丹毒。再次使用水蛭治疗后的一两天，患者主诉夜晚失眠，腿部极度肿胀，膝关节以下呈深红色。患者极度恐惧并大声哭喊。我们在患者的大腿周围和紧靠膝关节处敷一细条斑蝥贴膏。即刻服用足量的甘汞与大黄，之后开处方给予如下粉剂：取甘汞 12 格令、吐根粉 20 格令、鸦片粉 3 格令混合，分成 12 份，每 3 小时服用 1 份，在丹毒皮肤表面不断涂搽升汞溶液。丹毒没扩散到起疱剂上，10 天后痊愈。皮肤脱落，肿胀持续消退，直到腿变得正常。此后，患者留院观察一段时间，继续上述必要的内服药治疗，不过出现升汞作用的症状时，就用卢戈氏碘酊或氢碘酸钾替代。他出院后 6 个月返院复查，健康状况很好，几乎看不出两条腿的区别，只有脚上留有轻微的病变痕迹。

　　病例 7489：阴囊象皮肿，朱顺益，33 岁，广西人，4月30日来院治疗。患者深受疾病折磨，病症与胡禄的症状类似。胡禄在伦敦接受基（C. A. Key）的手术治疗（见《中国丛报》第Ⅲ卷第489页）。肿物呈梨形，球状部分的直径约1英尺，几乎将整个阴茎包围。采用与病例7285相同的治疗方法，即水蛭疗法、绷带包扎与内服升汞。3周后，肿瘤减小一半。显然，治疗效果很理想，但是患者闻听中国正在准备与英国交战的消息后，突然从医局消失，从此杳无音讯。

病例7553：5月9日，枪伤。钱，17岁男孩，新会本地人。2周前，他在祖先坟墓前祭拜时，右前臂背侧被枪弹击中，是新兵在附近操练时误伤的。子弹从手臂对侧取出，不久后，伤口愈合。

病例7700：6月2日，坏疽。梁氏，19岁孤女，三水人，右手的所有手指及拇指遭坏疽侵害。在掌指关节稍下方形成规则的分离线。我在离开广州前为她做最后一次手术，截除4个手指与拇指，并为后续治疗提供药品与指导。可爱的姑娘看着自己的手指被逐一切除，泪流满面。显然，她并非由于手术所引起的疼痛而哭泣，而是对自身终将变成某种形式的残疾而落泪（与自己的父母遭遇同样的厄运），并对自己孤苦伶仃无依无靠的生活而犯愁。我的一个学生见到姑娘流泪并倾听她讲述其孤苦贫困境遇后，深受感动，鉴于自己财力有限，这位学生送给姑娘几元钱，还不能掩饰他胸中激起的人道情感。

医局将关闭，至少将暂时关闭的消息不胫而走，我是否回来中国取决于事件的进展。

1840 年 1 月 1 日至 6 月 17 日医局病例列表：

1. 眼病

急性眼炎——40

慢性眼炎——152

化脓性眼炎——6

淋巴结核性眼炎——7

眼炎——1

睑内翻——57

睑外翻——9

翼状胬肉——29

内眦瘤——1

角膜云翳——40

角膜溃疡——1

白内障——35

睑缘炎——17

干眼症——1

眼睑震颤——1

眼睑肿瘤——2

眼球粘连——1

黏液囊肿——2

角膜白斑——2

葡萄肿——11

慢性虹膜炎——8

瞳孔闭锁——1

青光眼——1

飞蚊症——5

瞳孔缩小——2

黑矇（黑内障）——10

不完全黑矇——7

瞳孔放大——1

眼前房积脓——2

多血海绵肿——1

单眼球缺失——11

双眼球缺失——9

2. 耳病

耳聋——22

耳漏——5

聋哑症——1

3. 杂病

精神病——3

鼻炎——1

4. 炎症性疾病

甲沟炎——1

风湿病——20

关节炎——6

鹅口疮——1

脓肿——7

腰部脓肿——1

各种溃疡——11

5. 全身性疾病

腹水——12

全身水肿——10

鸦片成瘾——8

脱肛——1

痔——2

淋巴结核——23

佝偻病——1

6. 呼吸系疾病

喉炎——3

失音症——1

慢性支气管炎——20

肺炎——1

咯血——7

哮喘——2

7. 消化系疾病

小肠炎——1

消化不良——23

便秘——5

寄生虫病——2

肠梗阻——1

8. 脏腑乳糜形成性疾病

脾肿大——3

肝炎——2

黄疸——3

9. 生殖器官疾病

腹股沟淋巴结炎——3

尿道狭窄——1

阴茎光疣——1

下疳——1

阴茎癌——1

梅毒——3

白带异常——2

月经不调——2

鼻炎——1

泌尿系结石——3

阴囊积水——1

睾丸肿大——1

10. 神经系统疾病

神经痛——5

麻痹——7

癫痫——6

11. 皮肤病

麻风——2

头癣——4

疥疮——5

断发癣——9

女性神经病——2

白癜风——2

瘢痕瘤——5

象皮肿——1

阴囊象皮肿——1

疣——1

痤疮——1

鱼鳞病——3

头癣——1

银屑病——6

各种杂症——7

12. 骨病

上颌窦病——1

下颌骨肉瘤——1

髋痛病——3

股骨骨疡——2

下颌骨骨疡——3

骨膜炎——1

颧骨外生性骨疣——1

脊柱弯曲——4

13. 异常与病态肿物

鼻息肉——1

肉瘤样肿瘤——8

包囊性肿瘤——2

皮肤癌——1

乳腺癌——1

乳房硬癌——2

14. 外伤

桡骨脱臼——1

枪伤——2

击伤——2

烧伤——1

疝气——5

第十二章　广州眼科医局第十二份季度报告

1842 年 11 月 21 日至 1843 年 12 月 31 日，医学博士伯驾牧师撰写。

我在美国、英国及法国度过两年又五个月后，于 1842 年 10 月 4 日回到中国。11 月 21 日，医局在初创时的房子里重新开诊。起初，这所房子的房东浩官提出异议。他特别提到，一个无依无靠的乞丐曾经死在那里，南海县的官员来验尸，这对他造成威胁。我们向他保证，将会采取妥善的预防措施，防止类似事件再次发生。得到我们的承诺之后，他就同意了。我们询问租金多少时，他回答说，这不值一提，并表示："我打心底里赞同这一善举。如果需要维修，就直接通知我的买办。他会监督房子修

缮的事。"我们向他保证，西方各国关心这一事业的
众多人士以及熟知他的人们一定会十分赞赏其慷慨
之举。过去几年间，这个身份显赫的人及其儿孙与
家族众多亲属一直得益于我们的医局。这位老绅士
曾经是瘙痒症患者，每到寒冷季节便会复发。一年
多前他询问医生他还能活多久，我们告诉他，按照他
身体的日常损耗计算能活 10 年。他回答说不想活这
么久，再多活 3 年就够了。然而官府在榨取他数百万
资金后，再次向他盘剥，令他不堪忍受。几年来他一
直反复感染痢疾。官府最近责令他支付广州赎城费
600 万元，这对他造成极大的刺激，结果诱发痢疾。

　　医学传道会与医局在国内外的支持者从未像现
在这样为医局的繁荣及影响力感到欣慰。自医局成
立以来，上下各阶层从未比现在更迫切地利用医局
的医疗服务。有时一个接待日到院就诊的就有上千
人。鉴于医局人流密集，我们担忧老人和儿童的安
全，担心一些极度虚弱的患者会在拥挤中死亡。按
照既往惯例，必定会报告到医局就诊的达官贵人。
患者中有已故的广州知府余保纯①，此人在近期的中

---

　　① 余保纯，道光二十一年（1841 年）升广州知府。同年，随
琦善与义律谈判。——译者注

英战争和广州赎城的交涉中担任关键角色。他大约68岁，高额头，鹰钩鼻，敏锐且富于洞察力的眼睛，展现着他的智慧与理性，刻画出他聪明睿智又高贵文雅的真实特质。他即将去北京觐见皇帝，想切除左耳后的包囊性小肿物，它在耳垂下向深部扩展，影响美观且带来不便。8月3日他在浩官的商行与医生首次会面，得知肿块易于切除后，他很高兴。医生开了5粒药西瓜提取物及5粒泻药，嘱咐其隔晚服用，服用一周，为手术做准备。为更加便于手术，他要求一大早来到医局，以免拥挤造成不便。当时有几位欧洲绅士在场，他们注意到这位官员自己在手术台躺下时的镇静。术中他几乎没有表现出任何感觉。此后他到医生的住所接受后续治疗，也曾经应邀一起用早餐。他总是显得从容自如，从来不担心与医生会面会占去他太多时间。约10天后，他的伤口完全愈合。总体来说，这位官员很坦率。他还提及中国之于西方国家孰轻孰重的问题，并提出相当合理的质疑："我们与西洋各国不分伯仲，为何非得区分高下呢？"获悉他在京城的两个儿子得到朝廷任命，他踌躇满志。

钦差大臣耆英及其几个随员已经得益于医局的

帮助。他被令人苦恼的皮肤病折磨 20 多年，有时痛苦到扰乱其公务，不得不每天洗澡几次以获得暂时的缓解。通过令人哀悼的马儒翰牧师，他开始寻求医学帮助。随后他派侍从说明疾病的特点。10 月 2 日，美国领事向他与广东巡抚呈递国书时，他得到机会亲自接受医生的诊断。当时他陈述自己的病始于约 20 年前，自认为是长时间骑在马背上淋雨造成的，一年四季，不分寒暑，病状基本相同，迄今为止各种治疗均无效。处方给予金刚藤提取液，交替服用汞丸与药西瓜提取物，嘱咐他每天用温水洗澡，配合使用氧化锌浓油膏，每天两三次；要特别注意膳食。对于我们在华开展的事业而言，自 1835 年医局开业以来，没有其他事比这次与耆英的会面影响更加深远。医局初创时，由于担心当局知悉医局的存在，开办医局房屋的第一个租约明确规定，如果官府提出异议，医局就要停办。现在巡抚及皇帝的钦差大臣在公众场合，在按察司及众多官员随从陪同之下，主动提及医局并不吝褒扬。之后，耆英送来一些小礼物，附带两块亲笔书写的匾额。一块上书：妙手回春 [经你精妙之手（从疾病的寒冬）回到（健康的）春天]；另一块是寿世济人（以长寿保佑人类)。每块匾上均写有耆宫保书赠伯驾先生。

病例9044：1843年1月9日，枪伤。赖铁，工人，24岁，他的手因枪的爆裂而受伤。拇指末端的关节处被炸掉，掌骨及掌骨上的肌肉外翻，仅在关节处由皮肤相连。食指与中指的第一关节也被炸掉，手掌沿各个方向撕裂。尺动脉断裂，而且手臂有相当程度的烧伤。患者最初环绕手腕缠一根细绳止血，由于绳子拉得太紧，皮肤随后坏死；然后，除去绕在手腕的缚扎绳时，在出血创面上放置绒布，在动脉循行处放一块银元，上盖敷料，又用绷带缠住整只手。近两天后，他才来到医院。第一步，拆除原有包扎物，并探明损伤范围，尽可能挽救残留的手；敷用几天具有镇静作用的湿敷药膏，用轻泻药缓和全身的刺激性症状。炎症充分消退后，将掌骨从粘连的肌肉中仔细分离，肌肉连同其上的皮肤形成皮瓣，完全覆盖拇指位置。约6周后，伤口与手腕已痊愈。残余手指的功能得以恢复，患者的手伤康复情况令人满意，患者旋即出院。

病例9125：6月6日，气管瘘。覃深，29岁，番禺人，朝廷官员的侍从，割喉自杀未遂，自杀原因不明。切口割在气管的环状软骨之间，恰好在一个非致命性的出血部位。不过，在刀口愈合过程中，在气管上留下一个约半英寸长 1/4 英寸宽的瘘口。患者能够用这个口大力地呼吸而不感到疼痛。他以正常嗓音说话时，不盖住这个口，连最微弱的声音也发不出来。他一直在瘘口处贴一块橡皮膏。我们建议他等到新年节日后，分离瘘管边缘，用缝合线与橡皮膏将边缘闭合，这样可能会有效根治他的病。但是，除非主人为此给他腾出时间，否则他不会有空闲。

病例 9130：2 月 2 日，枪击伤，婴儿出生，母亲死亡。李满，42 岁，番禺人，疍家船妇，她悄悄移动自己的小船时，被驳艇上的回旋炮意外击中，炮里装的霰弹本应全部取出的，但不幸的是留有一颗。这颗铁弹穿过船舷与船尾的隔板，在她右侧乳头正下方进入胸部。当时，她即将临盆。而几个小时后她才被转运到医院。她的呼吸变得困难，且脉搏疾速不稳。尽管她觉得弹丸射入上腹部，用探针却探不到弹丸。给予一剂甘汞与大黄，伤口上湿敷药膏。患者有些咳嗽，但无咳痰或咯血。2 月 4 日，她开始分娩；医局的助手即刻通知医生，但在医生来到前，她已经生下一女婴。不过，大出血随之而来，各种方式都无法止血，在孩子出生 6 小时后，母亲死亡。这是医局开办以来的第一例分娩病例。中国护理人员把女婴的手脚裹住，只露出女婴的面部。女婴的第一餐食物是用米粉糖糕做成的一点儿糊状物，这个小生命似乎对自己的饮食十分满意。据说，这是出生一两天而无母乳喂养时常见的营养品。中国助产士强烈反对在腹部敷冷水引起子宫收缩来止血。当问及中国人采取什么措施时，回答是：我们"不干预病人"。几个中国女性都坚称，她们见过产妇失血几加仑（即大量）的情形。驳艇主人赔偿 200 美元，包含丧葬费，丧妻的丈夫对赔偿感到满意。

病例 9495：1843 年 3 月 6 日，腺瘤。谭氏，22 岁，南海人，左腹股沟普帕特韧带上方 2 英寸处出现一个肿瘤，呈葫芦状，水平位，其锥形部分指向髂嵴。肿瘤呈红色且与血管相连，还时常大量出血。患者住院两周，节制饮食，时常服用汞丸与药西瓜，由赫德先生（A. Heard, Esq.）协助，摘除了肿瘤。赫德先生曾经在手术日提供帮助。分离结扎腹部皮肤动脉并进入肿瘤基底部的小动脉，皮肤不能覆盖伤口，部分由肉芽组织填补，肉芽组织因局部干扰进展缓慢。大约一个月后，他完全康复出院。

病例 9600：3 月 13 日，皮脂腺囊肿。黄义，48 岁，南海人，肿瘤位于脐与胸骨之间，腹白线上，基底周长超过 1 英尺。肿瘤已出现两年多，这一年来处于溃疡状态，似真菌，并有恶臭。皮肤紧绷，肿瘤只能轻微移动，且肿瘤蔓延深度不确定，摘除肿瘤是延长他生命的唯一机会。在马乔里班克斯博士（Dr. Marjoribanks）与奥沙利文博士（Dr. O'Sullivan）协助下实施摘除肿瘤的手术。手术后，可以清晰地看到肿瘤源于腹白线与腹直肌筋膜，以宽阔的基底部附着其上。一个多月后，他痊愈出院。

病例 9632：3 月 17 日，眼睑肉芽组织过度增生。霍钊，20 岁，番禺人，一只眼患迁延性眼炎，肉芽组织过度增生，其中一部分在眼睑下凸出，松弛地挂在角膜上，并有细蒂与结膜相连。翻开眼睑，用弯剪剪去最大的肉芽组织，在伤口及不太凸出的肉芽组织上搽硫酸铜，以快速减缓肉芽增生；为患者配备相同的矿物质溶液，偶尔给他服用甘汞及大黄；有时用硝酸银洗眼液（8 格令比 1 盎司）替代硫酸铜，基本上是在反复涂搽硝酸银洗眼液。几星期后，眼睛痊愈，此人停止就诊。

病例 9633：3 月 17 日，阴囊积血。郭奇，57岁，江苏人，患左侧阴囊积血，肿物呈椭圆形，接近于头颅的尺寸，与阴囊界限分明；触及精索在积血上方，大小正常。阴囊积血越来越沉重，成为主要麻烦。用外科用脑积水套管针穿刺进入超过 1 英寸，此时流出几滴浓稠的黑色血液，内含颗粒状物。从套管针嵌入时持针的稳定性来看，肿物的壁结构致密且厚。他还没有下决心摘除肿瘤。

病例 9830 与病例 9831：杨燊 22 岁，黄明 27岁，船夫，香山人。在商行前边，他们船上的人与海关官员发生争吵，紧接着海盗开始叫喊。武装的士兵冲上来，两个人在抵抗中受伤。杨燊的头部与背部有几处被标枪刺伤；黄明的脚踝被标枪刺穿，从脚底穿出。朋友们把他们转移到附近，他们俩在那里躺了整晚。有人提议，即刻送他们到医局包扎伤口，但是他们的朋友拒绝了，他们想要官员先来验证他们在流血，由此说服官员把他们看作受害方。这样一来，即使他们抵抗过士兵，并有士兵受重伤，官府也不会责罚他们。由于两位伤者已经停止出血，他们得到受伤出血所获得的所有赔付，向前来查看的官员求情告饶，夜间给他们每人服用通便剂。第二天，应副尉的要求，医局接收他们，医生为其包扎伤口。副尉的士兵已受伤。一周后，杨燊已康复并回到船上。黄明还需要内服消炎药治疗，结合脚踝与腿脚的其余部位反复用水蛭治疗，湿敷药膏。满 3 周后，他痊愈出院。

病例 9922：天花导致的前鼻孔闭锁。梁冶，3 岁儿童，在过去的一年间患天花，导致一个鼻孔闭锁不能透气，另一个鼻孔通道可勉强通过小探针。这不是医院接收的首例前鼻孔闭锁病例。我们向孩子的父母提出建议，他们需要等候几年，届时能够更好地进行修复鼻孔通道的手术，而且孩子更能经受住手术。

病例 10104：4 月 28 日，勃起组织瘤。范瑜，16 岁，三水人，左侧臀部出现一个出血性勃起组织，形状像三叶草嫩的枝状，由小蒂相连。按他父亲的描述，肿瘤最初呈小黑痣状。患者有疼痛感，肿瘤呈紫红色，轻压之，血液排空，松开，血液返回。患者曾经发生三次大量出血。5 月 5 日，实施结扎，8 日，肿瘤即将脱落。在肿瘤基底部滴高浓度硝酸银溶液。患者返回治疗室后不久，结扎线与肿瘤脱落，涂敷硝酸银制品，患者出院，有望根治此类疾病。

病例 10106：男性乳房包虫病与牙龈瘤。李凡春，62 岁，广州钱庄商人，左侧乳房出现一个约拳头大小的包虫囊。他还生有一个半英寸厚的牙龈瘤，源于上切牙上方的牙龈，半英寸厚，此牙龈瘤长期存在，患者并不想将其切除。一周的准备工作之后，我们为他实施摘除乳腺与包囊手术。我们做切口时不慎打开了包囊，恶臭的液质物像深色的静脉血，溅到医生和助手身上。手术很快完成，应患者的要求将其乳房送到他家里。15 天后，患者康复出院。几周后，这位可敬的老绅士在 5 个成年儿子（他们都是勤俭又受人尊敬的商人）的陪同下，带着水果等礼物，对父亲得到良好医治的恩情表达感谢。他妻子与 18 岁的女儿屡次到医院探望他。

病例 10157：瘢痕瘤。黄金，43 岁，出生于福建，一年前因债务遭朝廷官员殴打，其背部受藤条抽打，双腿被竹竿击打。患者背部形成凸出的瘢痕疙瘩隆起，通过这些伤痕可辨别藤条在背部抽打的次数。这些藤条无情地抽打在患者背上，有几条伤痕相互平行，有些呈交叉角度。竹竿击打在一条大腿上，留下一块手掌大小的瘢痕，表面闪亮隆起；

在另一条腿上的伤口尚未愈合。他主诉这些瘢痕瘙痒难忍。最初惩罚的疼痛远没有无可救治的后果那样让人痛苦。

病例 10163：肱骨闭合性骨折。廖瑜，46 岁，江西人，海关信差，他不断敲诈勒索，众人均畏惧他。在一次由勒索引发的口角与争执中，他被打伤，左臂肱骨的上三分之一处骨折。进行常规治疗，一个月后，患者的手臂恢复功能。

病例 10452：脊椎裂。林勤，出生 50 天的婴儿，患有起源于腰椎骨的脊椎裂。肿块呈心形，位于左肾上方，直径约 3 英寸，形成可观的半透明状。孩子在其他各方面都显得十分健康，但是触碰肿物时孩子就哭叫。我们建议穿刺并排空液体，但是父母心疼自己的头生孩子，还没有打定主意听从我们的建议。

病例 10675：乳腺硬癌。肖琴，37 岁，南海人，患左侧乳腺硬癌增大，绕基底部周长约 2 英尺，切除后重 $4\frac{2}{3}$ 磅。在玛高温博士（Dr. Macgowan）① 协

---

① 玛高温博士（Dr. Daniel Jerome Macgowan，1814—1893）：美国浸礼会遣华传教士，医学博士。——译者注

助下，我们在两分钟内就摘除肿块，20 分钟后为患者包扎好，并嘱其卧床休息。3 周后，患者健康状况良好，出院回家。

病例 10641：坏疽。伊利杨果，3 岁蒙古族儿童。父亲陈述孩子前段时间患麻疹后健康状况一直不好。病发两天后他才带孩子来医院求治。患者上嘴唇、鼻中隔与半英寸宽的上腭完全损毁，疾病正快速恶化。孩子脸色苍白，非常瘦弱。她发高烧，口渴的她努力吞下靠近嘴边的每滴药液，哪怕是辛辣刺激的液体。用普通铅笔在坏疽边缘涂敷硝酸，处方中还给予高浓度的木馏油溶液与胡萝卜泥敷剂，并服用温和的缓泻剂与止痛剂，但依旧没能控制住病情。第四天坏死部分比第三天的多，患者眼球失去光泽，角膜变干。父亲得知孩子无法康复后，情愿带她回家，以便死在家里入殓。

病例 10840：枪击伤。李剑，32 岁，玩具制造商，在东莞附近遭遇海盗袭击的多名乘客之一。弹丸进入右侧大腿股外侧肌附近。使用水蛭治疗肿胀肢体，湿敷药膏，并服用泻药，嘱咐患者几天后再来医院。肿胀消退时，才能检查弹丸。他再没来医院。介绍与本例相似的几个病例，并非由于其有任何专业方面的吸引力，而旨在举例说明近期的战争后海盗的大胆，这让人感到遗憾。

病例 10933：眼睑癌及其他。已故行商廷官的遗孀，第九期报告曾记录廷官的死亡。除先前为失明而接受的治疗外，现在患者深受右下眼睑癌及腮腺与颈部一侧其他腺体增大的折磨。她的儿子潘廷官说，如果他母亲能活着，他会感到高兴，然而母亲若不能活在世上，那么他想知道疾病会如何发展。我们断言患者的病不能治愈，不过她可能能活 3 个月，又或者活不够几周。肿瘤大量流血，即刻采取止血措施，并提供止痛剂。此时，为老妇人祈福而准备的戏剧性展示正在进行，旨在代表老夫人讨得神的恩惠，而且不少内容是为了娱乐官员与家族的其他朋友。据说，已经花费约 3 万美元。然而，该仪式并没有让老夫人活下来，她死亡时 75 岁。

病例 11000：7 月 3 日，脊椎裂。楚姓儿童，1 岁，在人字缝的中心出现一个先天性肿物，约有鸡蛋般大小。孩子非常谨慎，怕他人触摸肿块。患者的健康状况似乎没有受到损害，我们建议家长不要干预肿物。

病例 11276：7 月 31 日，乳腺硬癌。卢氏，30

岁，左侧乳房患硬癌。患者的健康状况良好，身体相当丰满。腋下淋巴腺未受影响。反复对乳房进行水蛭治疗，并用碘氢钾软膏进行摩擦治疗，内服碘酒。这样的治疗持续约 3 个月，乳房显著减小，较之前移动度更大，轮廓更清晰，但核心依然很硬，治疗稍有中断肿瘤就随之增大。于是建议她接受手术，她欣然答应。11 月初，在高年级学生关韬的协助下，不到 2 分钟就摘除乳房。给患者包扎，并嘱她 20 分钟后卧床休息。腺体重约 4 磅。周长 10 英寸的切口几乎在一期愈合。10 天后告知患者可以出院回家，但是她愿意推迟几天，似乎所依恋的医局延长了她的生命。

病例 11329：7 月 31 日，舌下囊肿。梁日，50 岁，顺德人，患舌下囊肿。在 3 年时间里，舌下囊肿已经增大到张口时看不到舌体，并在颈部与气管的左侧形成一个不规则肿块。8 月 2 日，在口腔内穿刺囊肿，当时流出约 8 盎司黄色的黏稠液体，带有金粉样颗粒。先在空腔中注入冷水，然后注入硫酸锌溶液（20 格令比 1 盎司水），在空腔中放入塞条，并从外部使用敷料与绷带固定几天。

病例 11530：8 月 14 日。皮脂腺囊肿。唐氏，

40 岁，番禺人，左侧肩峰生一个悬垂的肿物。看起来像是多了一个手臂，肿瘤的肉蒂与手臂等大，长 5 英寸到 6 英寸，末端是蕈样顶端，周长 15 英寸，处于溃烂状态。我的高年级学生成功摘除肿物。结扎两根小动脉，包扎伤口并由他专门负责治疗，10 天后病人痊愈出院。肿瘤重约 1.5 磅，全部是脂肪瘤。

病例 11664：8 月 22 日，外耳缺陷。吴渊，7 岁，患先天性外耳缺陷。患者有耳孔，但除了一小块软骨外，外耳完全缺失。已经出现几个类似病例。这个病人来医局是为治疗引起颈部强直的颈椎淋巴结核病。

病例 11672：8 月 22 日，侵蚀性溃疡。庞金，22 岁，东莞人，他已经被这个右眼上难治的疾病折磨好几个月。他来到医院时，上下眼睑睑板均已被破坏，而且正向各个方向蔓延。眼睛本身时常充满恶臭分泌物，尽管角膜有些混浊，但依然抵抗着分泌物的毒性。使用甘菊花热敷几个晚上，晨间清洗眼睛，白天敷用高浓度的木馏油与阿拉伯胶溶液，并涂抹特纳氏蜡膏；同时每隔几晚服用 5 格令汞丸及等量萃取药西瓜的混合物。病情开始得到控制，一周后变化明显，3 个月后完全治愈，泪小点保持通透，而患者只苦于眼睑边缘缺失，不能覆盖眼球。本来患者视力会快速丧失，并有可能死亡，现在这些情况已经被控制住，这让患者对自己的命运感到十分满足。

病例 11700：皮脂腺囊肿。37 岁，女性，右大腿内侧及前面出现一个肿瘤。肿瘤生于 10 年前，当时在大腿的下三分之一处，有一个"小肿块"，正好位于缝匠肌的转角处。她来医院时肿物占据整个大腿，甚至使髌骨移位；肿瘤血管丰富，非常柔软，末端较低，致其性质不明，尤其是从外部按压髂外动脉时，肿物体积明显减小，使肿物的发亮表面产生轻微裂纹。用听诊器探听到异常的嗡嗡声，有点儿像纺锤的嗡鸣音。然而循声音到达一条起源于外侧股动脉的比较大的表浅动脉，并延伸到股外侧肌。在前下部，沿浅表静脉循行处已经发生溃疡，溃疡已发现出血。在她来到医院之后，流血 3 次，共失血大约 24 盎司。她站起身时，有极大的风险会出血。因肿瘤与失血，她的体质已经变得衰弱，不论肿瘤性质如何，如果不将其摘除，患者将会死亡。我们向患者及其丈夫说明肿瘤的性质可能是动脉瘤，开始手术后，必要时可能会截肢。但如果仅为包囊性肿瘤，手术成功的概率很大。无论如何，患者拒绝接受截肢，因为她情愿死也不愿残缺地回到父母身边。夫妻两个都想把肿瘤摘除，尽管肿瘤可能性质复杂，无法控制出血，她还可能在手术中丧命，但他们依然希望抓住这个机会保住性命。

手术前，在两端附近插入脑积水套管针；从低处的针管流出少量血清及脓液，近腹股沟处有少量血液流出。9月30日，由马乔里班克斯博士与格林博士协助手术。发现肿瘤并非如预期的那般可以分离。肿瘤与周围组织没有包膜分隔。一些肌肉，尤其是股直肌与外直肌部分被病变组织吸收，其余的部分逐渐消失于病变组织中。沿着股骨部分分离骨膜，骨膜与肿瘤紧密粘连，股骨表面呈粗糙的颗粒状。约5分钟后解剖出肿瘤。尽管紧压髂外动脉，但依然大量出血，这应该不是某一血管出血，而是大面积的创面出血。在皮肤上切开第一个切口时，切断一条浅表大静脉，大量出血，持续到摘除肿瘤，病人在离开手术台前因虚脱而死。一段时间后，她丈夫与亲属才意识到这件大事。用绷带缠绕大腿，尸体置于床上，被盖住，而亲友们还在等候其恢复体温与活力，此时我们告知他们实情。丈夫流泪，但没有流露出后悔之情。她的姐姐也在现场，她表示如果不做手术，患者也会丧命。尸体当天运走。从开办医局以来，这是发生的第一个此类案例，没有产生意外后果。

病例 12215：10 月 13 日，皮脂腺囊肿。廖路明，49 岁，顺德本地人，藩司衙门的文书。他已经被一个肿物拖累多年，肿物以一个宽阔的蒂附着于右侧肾区上方，悬垂着，涂敷过腐蚀剂的部位溃疡形成。经过一周的准备性治疗后，摘除肿物，有少量失血。肿物差几盎司就有 7 磅重。这位睿智博学的男人非常感激所获得的帮助。

病例 12236：10 月 15 日，半透明包囊性肿物。余氏，18 岁，右眼外眼角附近生一个有包囊的小肿物。穿刺并排空其内容物，内容物在颜色、黏稠度、手感及可燃性方面都非常像油。已经有几个同类病例来到医院。穿刺只是暂时性治疗，分离包囊才能根治。

病例 12397：11 月 6 日，眼眶肿物。陶氏，22 岁，顺德人，有一个直径 2 英寸的肿瘤，占据左侧眼眶。眼球因肿瘤挤压而严重移位，肿瘤遮盖眼球，阻挡光线，但视力完好。由马乔里班克斯博士与奇尔德司陛下双桅帆船上的普利姆索尔博士协助摘除肿瘤。肿瘤起源于视神经孔附近。大量出血，用浸过氯化铁酊剂的棉纱布止血。连续几天，上眼睑似乎是向外翻转的，但是随着肿胀消退，上睑恢复到正常位置，敷料与胶布使其活动受到限制。14 天后，这个年轻女人痊愈，随她丈夫回家，手术中她丈夫站在她旁边，一贯亲切地对待她。眼球曾被肿物推出，此时也已相当程度地恢复到正常位置。

病例 12447：11 月 6 日，腘窝动脉瘤。平英，50 岁，石匠，顺德人。5 个月前，他走路时右腿发软，跌倒在地。不久后，他在腘窝里发现一小肿物，肿物逐渐增长，变得很大。来到医局时，他主诉沿神经循行处剧烈疼痛，还说通常他要到接近天亮时才得以入睡。此时肿物绷紧，且搏动有力。除动脉瘤外，由于蜂窝组织比肿物本身软得多，膝关节周围的蜂窝组织内似乎也有输血。我们告知他疾病的性质及治疗措施，并进行相应的治疗。他在夜间感到痛苦，肿物一个部位发生变色与软化，这都不允许长时间拖延治疗。12 月 29 日，在马乔里班克斯博士的协助下，顺利结扎外部股动脉，对局部组织的干扰很少。旁观者评论说，除了用探针触及浅表的小神经时有一到两次轻微的痉挛性抽搐外，患者似乎没有感觉。让患者卧床后，脉搏 84 次/分。这样持续到晚上 9 点，原先的夜间疼痛再次出现。腿的温度没有明显变化。晚上 6 点，给予鸦片制剂服用，晚上 9 点再次服用，但患者当晚无法入睡。次晨 7 点，脉搏 120 次/分；皮肤有些发热，舌头色白；处方给予蓖麻油 1 盎司。局部无疼痛，腹股沟稍饱满，病人睡到中午；处方给予甘汞 6 格令、硫酸镁 1 盎司、吐酒石 2 格令放入半品脱水中，若无呕吐，每半小时服一酒杯。吐泻药引起轻度呕吐。下午 6 点，脉搏 132 次/分，无头晕头痛；腿部状况依旧。晚上 9 点，脉搏 118 次/分；处方给予鸦片 1 格令每量杯。病人无不适，而且说把脚踩在地板上时感到最舒适。12 月 29 日，病人夜晚感到舒适，脉搏 118 次/分，且较先前更平稳，皮肤燥热减轻。肿物明显软化缩小，两条腿无明显差别。处方给予蓖麻油半盎司；中午包扎腿，拆除缝扎线；从切口溢出一些淋巴液，但伤口已经闭合。

12 月 30 日，发热明显减轻；脉搏 108 次/分；肿物明显缩小，除结扎线处偶尔抽搐外，没有不良症状。病人有轻微咳嗽咳痰，无局部发热症状，无发烧。如果抽搐再次发作，在晚上9点处方给予鸦片1格令。12月31日，病人感到舒适，脉搏108次/分。大量咳痰，腹股沟轻度发炎肿胀，流出中等量稀薄的樱桃黄色液体。包扎伤口并嘱患者晚上9点服用鸦片制剂。

1844年1月1日，患者仍感舒适，早晨脉搏104次/分，下午加快。腹肌沟处更加肿胀，且伤口有一些分泌物。在腹股沟离动脉循行路线稍远处施用6条水蛭治疗。处方给予蓖麻油半盎司，次晨服用。1月2日，脉搏104次/分，于腹股沟肿胀处再施用6条水蛭治疗，如抽搐发作，给予鸦片制剂。1月3日，脉搏92次/分。残余肿物明显缩小。包扎伤口，伤口有些分泌物流出，患者食欲好。1月4日，脉搏81次/分，咳痰极少，腹股沟肿胀几乎消失。1月5日，脉搏84次/分；排液近乎停止，除结扎处外，切口接近愈合。肿物仍在继续缩小。包扎伤口。1月6日，脉搏80次/分；肿胀明显消退，患者行动自由，无疼痛。

手术后第21天（1月17日），结扎线脱落，无不良症状。患者体重增加，残余肿物局限并显出轮廓。2月7日，结扎线脱落后几天，在结扎线下端发现轻微搏动，用手术刀切开新生的皮肤，随即流出少量带血脓液，流脓时多时少，持续几天，但现在已近于停止。

病例12526：11月15日，爆炸伤。罗燎，士兵，花县人，在填压弹药筒时，被点燃的弹药筒烧伤。他已经由中医师负责治疗，中医师在他受伤的头、面、颈、手及腿部涂抹植物混合物，其中加入大量冷杉树皮炭末。这种治疗是有效的，伤口形成理想的结痂，痂下正长出健康皮肤。但是还有大片溃疡，膝关节里的木头碎片还没取出。此人在医局里很快康复。

病例12599：11月20日，肘部淋巴结核性肿物。辛浩，13岁。8个月前，在他的肘部出现一个肿物，到现在与他的头等大。他的关节僵直，上肢和腿部消瘦，伴膝关节增大。男孩憔悴又瘦小，并且没有食欲。肿物处于坏死状态，每天有大块组织脱落。我们建议截肢，但是他父亲说，失去一只手他怎么能养活自己？他怎么能写字？他情愿一起舍弃也不愿留下一个残废的儿子。

病例12685：11月27日，乳腺包虫囊肿。陶氏，45岁，公教基督徒，新会狮山人，右侧乳腺有一个包虫囊肿。手术中,她非常紧张,混用葡萄牙语及中文诚挚地呼求怜悯,并用手拨弄念珠。2 周后,尽管伤口未完全愈合,但她准备好要回家。

病例 12834:12 月 5 日,肱骨坏死与再生。范岑,22 岁,番禺农民,患肱骨大面积骨疡。一段由 6 英寸多长的整块骨筒构成死骨,已经从肱骨头处分离,并从肌肉中凸出。绕手臂有大量瘘管。显然死骨是分离的,但不能将其从孔口取出。沿死骨循行放入探针,从上向下 4—5 英寸到达下方的另一个开口。之后用手术刀分开肌肉,并取出死骨。切断两条小动脉,静脉血大量流出,在空腔中放置浸过氯化铁酊剂的敷料止血,敷敷料,包扎绷带。第二天取出敷料,局部用橡胶膏并拢,并涂湿敷药膏。尽管骨头末端依然有病变,但伤口愈合良好。病骨处排出大量恶臭的分泌物,他解决了一个大麻烦。这个案例因新骨的再生引人注意:上肢看上去同往常一样强壮,新骨是从旧骨骨膜沉积还是从骨本身沉积,是个问题。这个案例显示 6 英寸完整的筒状旧骨移除后,新生骨从外面生成,显然是从骨膜沉积。

病例 12852:12 月 5 日,乳腺硬癌。琼彩,27

岁，一位来自宁波附近的妇女。乳头及其周围的皮肤深受影响，以致几乎没留下多少皮瓣，而且与胸肌紧密粘连，只能用手术刀分切来分离粘连，这延长了手术时间。她勇敢地忍住疼痛，包扎伤口后，她无须扶助，自己在手术台上坐起来，跳到地板上，并向在场的先生们用中国人的方式鞠躬，然后就像什么事也没发生一样走进另一个房间。不久后，她能够带几天的备用敷料随主人回家，并随身携带着用她自己的语言写成的书，她可以从这些书上学到基督教教义。

病例 12987：12 月 14 日，枪击伤。梁钊，31 岁，两天前，两只船通过狭窄河道时发生争执，争执中两颗枪弹击中他。一颗枪弹击中他右肩胛骨上方，并嵌入枪弹入口部位对侧的脊柱棘突旁。由于致伤的枪弹边缘粗糙，即使触及枪弹，也难以将其从患者身体中取出。夜晚，在城对面的河边，在他的船上为他取出枪弹。第二颗枪弹直接穿过胸腔从另一面穿出；他呼吸困难，不能平卧，脉搏 120 次/分。即刻开给他 1 盎司蓖麻油，蓖麻油奏效后，服用全剂量甘汞及大黄；患者排泄出大量颜色深暗的血，当晚死亡。如果知道第二颗子弹的路径，并预料到这个结果，他应该不必承受取出第一颗枪弹的痛苦。

病例 12988：12 月 16 日，梁远，22 岁，大沙村人，也在前面提到的这场争执中被击伤。枪弹从右侧第五肋附近，肩胛骨前缘及髂骨棘连线的位置附近进入，向内向下穿行，嵌入对侧第二假肋附近的皮下，不能确定在脊柱内还是脊柱外，将其取出时，有些费力。

1842 年 11 月 21 日至 1843 年 12 月 31 日医局病例列表：

1. 眼病

肉芽组织形成——57

睑内翻——346

睑外翻——3

倒睫症——20

上睑下垂——3

睑缘炎——76

眼球粘连——2

干眼症——6

眼睑震颤——1

眼睑癌——1

眼睑赘生物——2

眼睑肿瘤——6

麦粒肿——1

黏液囊肿——9

内眦瘤——8

急性眼炎——125

慢性眼炎——483

神经性眼炎——2

化脓性眼炎——59

眼炎——16

翼状胬肉——175

血管翳——2

黄斑——2

角膜云翳——316

角膜白斑——6

角膜炎——40

圆锥形角膜——1

角膜溃疡——24

老年性角膜环——4

角膜葡萄肿——78

虹膜葡萄肿——10

巩膜葡萄肿——1

慢性虹膜炎——28

眼前房积脓——9

虹膜前粘连——5

虹膜后粘连——7

先天性白内障——2

白内障——205

晶状体内障——1

青光眼——24

飞蚊症——9

瞳孔缩小——4

完全性黑矇——37

部分性黑矇——34

斜视——5

绿视症——2

远视——1

复视——1

近视——2

夜盲症——1

泪溢——2

淤斑——1

脉络膜炎——6

多血海绵肿——3

单眼球缺失——77

双眼球缺失——49

眼外伤——2

眼侵蚀性溃疡——3

2. 耳病

耳炎——2

耳聋——1

咽鼓管梗阻——

耳漏——

耳息肉——4

耳鸣——4

鼓膜丧失——2

鼓膜溃疡——1

聋哑症——8

耳撕裂伤——2

外耳缺陷——1

3. 面部及咽喉疾病

鼻炎——6

腮腺炎——4

扁桃体炎——1

咽峡炎——3

失音症——1

咽喉溃疡——2

涎腺导管梗阻——2

舌下囊肿——1

涎腺瘘——2

4. 循环系统疾病

阵挛性心悸——1

心脏病——1

动脉瘤——3

鼻衄——1

先天性血管瘤——3

心绞痛——1

静脉曲张——3

5. 呼吸系统疾病

喉炎——4

慢性支气管炎——39

哮喘——2

天花导致的前鼻孔闭锁——1

肺结核——3

肺炎——10

咯血——5

6. 腹部器官疾病

胃炎——3

腹泻——1

直肠溃疡——1

肛瘘——15

脱肛——1

痔——8

痢疾——5

消化不良——44

腹水——71

全身水肿——33

卵巢病——5

寄生虫病——21

肝脓肿——2

肝肿大——1

肝炎——4

脾肿大——15

黄疸——35

腹股沟疝——34

股疝——1

脐疝——1

腹部疝——1

7. 生殖器官疾病

睾丸外伤——1

睾丸肿大——6

睾丸溃疡——1

睾丸硬癌——3

尿路结石——7

腹股沟淋巴结炎——6

硬结肿——2

淋病——12

白带异常——2

包皮过长——7

包茎嵌顿——1

硬下疳——2

阴囊积水——19

阳痿——1

好色——6

闭经——1

尿道狭窄——4

阴茎癌——1

8. 神经系统疾病

麻痹——12

截瘫——1

偏瘫——1

癫痫——6

神经痛——5

癔病——1

脑积水——4

嗅觉丧失——2

坐骨神经痛——1

脊柱裂——2

9. 皮肤病

狼疮——3

脂肪瘤——1

面部侵蚀性溃疡——1

痤疮——3

疱疹样皮炎——2

头癣——4

鱼鳞病——1

丘疹——1

疥疮——7

头疮（头癣）——4

银屑病——11

白癜风——4

脓疱病——17

断发癣——36

疱疹性苔藓——3

蚁走样痒疹——2

象皮肿——4

阴囊象皮肿——2

普通麻风——6

瘢痕瘤——6

其他——7

10. 全身性及体质性疾病

风湿病——35

关节炎——5

关节积液——3

甲沟炎——6

发热——3

舞蹈病——1

梅毒——9

流感——1

鸦片成瘾——6

坏疽——1

脓肿——34

疖——3

丹毒——5

溃疡——48

淋巴结核——128

天花——2

甲状腺肿——7

烦渴与多尿症——1

11. 骨骼系统疾病

髋痛病——8

颈椎骨疽——3

胫骨骨疽——5

胸骨骨疽——2

下颌骨骨疡——10

尺桡骨骨疽——2

肋骨骨疽——3

股骨骨疡——2

坏死——4

上颌窦病——3

下颌骨肉瘤——2

脊柱弯曲——12

外生性骨疣——6

骨折——2

脱臼——5

乳突病——2

12. 异常病态赘生物及其他

女性骨盆畸形——1

良性鼻息肉——9

皮脂腺囊肿——3

勃起组织瘤——1

肉瘤样肿瘤——32

腺瘤——20

蕈状肿瘤——1

腹部肿瘤——11

包囊性肿瘤——12

女性乳腺癌——7

唇癌——1

舌癌——3

面部癌——1

乳腺侵蚀溃疡——1

乳腺硬癌——5

子宫硬癌——1

乳房包虫——2

乳房瘘——4

乳房脓肿——1

外伤——10

创伤——11

枪伤——8

牙龈瘤——2

海绵肿——1

唇裂——3

脐部疾病——3

13. 总结

眼病——2407

耳病——25

面部及咽喉疾病——22

循环系统疾病——13

呼吸系统疾病——64

腹部器官疾病——302

生殖器官疾病——82

神经系统疾病——35

骨骼系统疾病——69

皮肤病——125

体质性疾病——204

异常病态赘生物及其他——154

第十三章　广州眼科医局第十三份季度报告

1844 年 1 月 1 日至 1845 年 7 月 1 日，医学博士伯驾牧师撰写。

我每年都会发表有关广州眼科医局的报告。现在撰写的这份报告期间，广州眼科医局共接诊 6209 位患者。自 1835 年 10 月医局成立以来，我们合计接诊过 18257 位患者。和以前一样，无论是乞丐还是高官都会到广州眼科医局求医。

尽管眼科疾病继续得到大家的广泛关注，但根据以往报告的内容，广州眼科医局俨然已成为一所综合型医局。在医局过去的报告中，眼科疾病备受关注。然而现在，报告将把重点转移到有关外科手术的病例上，比如会包括一些成功的切石术案例。

病例 15000：1844 年 10 月 16 日，腺瘤。杨康，35 岁，新会人，近期在澳门行乞，他右侧面部长有一个肿瘤，起于腮腺，周长约为 2 英尺 6 英寸，切除时重达 6.5 斤，即 $8\frac{2}{3}$ 磅。病征起于 10 年前，肿瘤日渐增大，使他无法依靠劳动来维持生计，走投无路，只好去行乞，生活的重负使他一刻也不能停歇。长期以来，外国公民既讨厌他，又怜悯他，有时路过他行乞的街道时，可以发现有些没有名气的作家为他留下充满悲悯的纸条以表同情，并呼吁大家帮忙减轻他的负担。当医生告知他可以进行手术时，他十分高兴。但若因手术致死，他也选择认命，因为他认为死亡比行乞和受病痛折磨要好。

10 月 26 日，手术由马乔里班克斯医生和凯恩医生协助，患者的肿瘤得以切除。在场的一位先生对此次手术做如下说明：

下午十二点四十二分　做第一个切口；

下午十二点四十六分　成功切除肿瘤；

下午一点过六分　伤口缝合完毕；

下午一点二十分　包扎伤口，患者卧床休息。

三条中等大小的动脉需要结扎。患者表现出极大的毅力，在划下第一个切口时，患者冷静地说："医生，我好痛。"肿瘤为腺样结构，切开后局部变色，内有小腔，小腔内部充满深色黏液，其他部分呈淡黄色或透明。部分组织接近软骨或半骨结构，切的时候需要更大力度。手术过程中，患者失血过多，导致神经系统休克，术后恢复良好，直到晚上7点出现继发性出血。打开部分伤口，清除凝血块，但是没有找到动脉。用冷水和三氯化铁酊止血，止住血时，缝合数针，轻轻包扎伤口，进行冷敷。由于出现新症状，患者彻夜未眠。虽然没有出现外出血，但是患者头部和面部的一侧出现较大的肿胀。第二天早上，使用洋甘菊热敷剂后，肿胀逐渐消退。伤口边缘一期愈合，伤口的其他部分，随后需要切开，以使脓液从下面化脓处流出。除了上述这些症状，面神经支配区域还多少有些麻痹，没有出现其他异常症状。手术前，一位专业人士说"建议患者事先立好遗嘱"。但最后成功切除肿瘤，3周后，患者康复。

该手术工作量巨大。切口呈椭圆形，每侧约18英寸，且基底部粘连在腮腺处上，深且紧密，使得手术难以进行，因此操刀医生需要格外谨慎。对手术成功的期望和对失败的恐惧相互交织。他躺在手术台上时，有人提醒他，医生们为他的病付出很多心血，手术的成功率很高。作为回报，这位患者成为我们医局的看门人。作为医局的看门人，他表现十分出色，俨然一座活生生的感恩纪念碑，由成千上万来医局问诊的人所见证。杨康为人温和文雅，他拥有与生俱来的品格力量。但人群拥挤时，他也能抬高嗓门以维持医局秩序。在新的工作环境中，他从不计较报酬。他已经从街头行乞、病痛折磨和死亡威胁中解脱出来，在有人为他提供生存条件的情况下，他并不愿意对他能提供的劳务给予估值。他处于逆境时，他的亲戚几乎都不与他相认。而现在，他们十分尊敬他，许多人还通过他寻求专业帮助。毫无疑问，从澳门街头乞丐变成眼科医局看门人，对他而言是一个巨大的成就。

接下来的一个病例标志着眼科医局进入新时代。

薛耀之父致谢

一直以来，从医最重要的是具备高明的医

术。中国有个典故叫作"三折肱，为良医"，意思是几次断臂，就能知道医治断臂的方法。对他而言，要知道医治的办法不是一件容易之事。我的儿子薛耀，在道光二十二年（1842年）七月，易感发烧和湿热，最终导致结石病。他多次求医治疗，吃了药也未见疗效，好在他遇到了比曹大夫（公元前582年，周朝著名的大夫）医术更加高明的伯驾医生。伯驾医生如同我们古代的神医岐伯，他在省城（羊城）散播善心与仁慈。于他而言，天下所有的专家和百姓都是一家人，不管远近的人都十分尊敬伯驾医生和他造福人类的高明医术。大家都说，有伯驾医生在，我们就感到安心。因此，在道光二十三年（1843年），我儿子来到伯驾医生所在的医局问诊，并暂住下来。医生探测到结石，并打算用碎石术将其打碎，之后取出几块碎石。我儿子病情稍有好转，但体内的结石没有完全清除，情况仍然糟糕。道光二十四年（1844年）十月中旬，他又做了一次手术，取出两块如橄榄般大小的碎石，重达7钱。10天后，伤口愈合，他能正常行走，随后他便返回家中。

这当然是一种非常危险且难以医治的疾病，其他人对此只能束手无策，而眼科医局的医生因他们有能力胜任这项手术而感到欣喜。正如古语有云："关云长刮骨疗毒，全无痛苦之色"，所以说，伯驾医生能够做到别人难以做到的事，能够完成别人难以完成的任务。

不仅我的儿子被伯驾医生无尽的恩惠折服，我们一家老少都十分感激伯驾医生的美德和医德。因此，我献上这段拙作，以表达我内心的感激之情，伯驾医生的恩情将铭感五内（字面意思是心、肝、脾、肺、肾五脏）。因此我说啊，希望伯驾医生怀有大海般宽广的胸襟，即便我无以回报，您也会慷慨地原谅我。我提笔时，就难以控制内心的欢呼雀跃。

道光二十四年十二月（1845 年 1 月）广东省广州市永源区薛颜勇致辞。

一周后，又进行了一次类似的手术。

病例 15161：1845 年 12 月，膀胱结石。周伟，21 岁，家住番禺，深受病痛折磨长达 14 年。据患者描述，患病期间，他一直无法以仰卧位入睡，而且经常出现严重的阵发性疼痛。正如他母亲所说，病痛将本来正常的人变得神志不清。

我先后从患者体内取出一块较小的结石和一块较大的结石。用镊子一抓，一块尺寸约为 2 英寸 × 2.5 英寸，另一块约 3.25 英寸 × 4.5 英寸，分别重 1 打兰和 1 盎司。手术看起来进展顺利，术后第二天才发现患者直肠受损，里斯顿医生表示："即便是最高明的医生，也会出现类似的事故。"我们采纳了里斯顿医生的建议，在瘘管完整的情况下，立马将括约肌切开。因为此次医疗事故，手术进展不如之前顺利。患者一度十分消瘦，但现已恢复健康。虽然尿道膜部还有一个小的瘘管，但是膀胱颈已经恢复其储存尿液的功能。患者是一个农民，这点不幸于他而言算不上什么。如果他能预见到这个结果，他也会欣然接受手术，以摆脱持续性的剧痛。同时我们也对该患者采取了以往的道德疗法。

接下来的病例中，我将一些类似的病例放在一起，时间会有所乱序。

病例 16564：1845 年 5 月 13 日，特异性尿路结石。刘坤，34 岁，番禺人，患有尿路结石长达 23 年！经过一段时间的准备治疗，在马乔里班克斯先生、G.C. 伦恩先生、史密斯医学博士及学生的协助下，患者的尿路结石于当天通过侧位手术取出。结石周长为 4.5 英寸 × 5.5 英寸，重达一两七钱，即 2.5 盎司，形状为规则的球状，稍稍有点扁平，大体上呈深棕色、略带淡黄色。结石表面光滑发亮，与某种水蛇的表皮相似，如结石表面光滑而略带突起的颗粒与蛇鳞有些相似。第一次使用直径最小的镊子，便将结石夹住。结石表面光滑，轻易将其取出。虽然手术过程中患者失血几盎司，但他以顽强的毅力接受手术，似乎没有注意到自己的伤口。不久后，患者表示并不是很痛苦。"见松，我解脱了。"他对身边人喊道。患者充满感激之情。他也十分感谢各位医生，并给我们极高的赞誉，将我们视为再生父母。

同年 6 月 6 日，伤口完全愈合，患者精神状况极佳，只是稍微有些消瘦。总而言之，他在 23 天内，就完全摆脱了 23 年的痛苦。

患者天生性情温和。住院期间，他认真聆听我们对他的宗教教诲。广州眼科医局的任何手术都从未像此前的取石术和对澳门乞丐做的手术那样，引起众多聪明的中国人和中国官员的关注和赞叹。以下是刘氏做完手术后的致谢：

> 鄙人刘坤，来自广东番禺，患砂淋病长达23 年，即尿中带有砂石（中国人用以表示尿路结石疾病和症状的术语）。此前的治疗毫无成效。最后，向尊敬的美国医生伯驾医生求医时，我重获希望。4 月 9 日，尿道结石被取出，重一两七钱（2.5 盎司）。折磨我长达 23 年的顽疾终于治好了！因此我的家人们都十分感谢尊敬的伯驾医生，伯驾医生的大恩大德我们没齿难忘。刘坤敬拜，叩首致谢。
>
> 道光二十五年五月

病例 15634：1844 年 11 月 25 日，腺瘤。患者周慈财，55 岁，新会人。他生有周长约 12 英寸的肿瘤，位于右侧下颌角的下方，其外侧部分潜于胸—锁—乳突肌边缘下方。肿瘤最终被成功切除，下面是这位老先生妙趣横生的致谢的译文（原文是诗歌）：

> 起初在医院大厅住下来时，我觉得乏味。看门人的敲竹声、夜间漏壶的滴答声，更添乏

闷之意。我瞥了一眼地上孤零零的影子，只能安慰自己，那并不是我的影子。然而，背井离乡才更令我忧愁。我慈爱的母亲梦见远在他方的我处于九州的霜雪之中，处于遥远的溪流之上，梦中，我焦急地望向故乡。我只希望医生能够施展他高超的医术，如同及时雨般施予我恩惠，对此我将不胜感激。

困扰我外表20多年的肿瘤竟在一个早上就被切除，我终于能够自信且愉悦地抬起头来；面对镜子梳头时，我不必再愁眉苦脸。考虑到我的年纪，我自知应当放弃对文学的追求（我的肿瘤使我错过追求文学的最佳年纪）。我虽不美，也无造诣，更无八尺之躯，但也比脖子上挂着脸盆的人好看，比我的老同僚们高出许多，他们还惊奇地询问我父亲为何我的面容与之前相比如此不同。

伯驾医生，因其精湛的医术而闻名，从不畏惧艰辛和疲惫，但愿他能长寿以造福更多患者。凡是他所操刀的手术，必能根除顽疾，凡是他所开出的良药，必能攻克疑难杂症。伯驾医生可谓是医者仁术杏林暖，去病解痛橘泉香。

他正如华佗再世，在南粤云游，医治好许多中国人。若鄙人这篇学浅才疏的文章有不足之处，望伯驾医生指正。

受您恩泽的小弟，苏州周慈财，叩首致谢。

接下来讲述"杏林春暖"和"橘井泉香"这两个脍炙人口的典故。

"杏林春暖"一词出自《神仙传》，记载有关董奉在庐山行医济世的故事。董奉曾长期隐居在江西庐山南麓，热忱为山民诊病疗疾。他在行医时从不索取诊金，每治好一个重病患者，就让患者在山坡上栽5棵杏树，轻病患者则只需栽一棵杏树。几年之后，庐山一带的杏林多达10万株。杏子成熟后，董奉在林中建了一个谷仓并告诉人们："若是有人想买杏，不用交钱也不用和我打招呼，只要将一筐谷子放在仓中，即可取走一筐杏。"之后董奉又将谷子用来救济庐山的贫苦百姓。如果有人在以谷换杏的过程中有欺骗和偷窃行为，林中就会有一只老虎出来吼叫驱逐他。因此"虎守杏林春日暖"成为对高尚医德的最好赞扬。

"橘井泉香"典出《列仙传》之《苏耽传》。根据记载，苏耽在汉文帝的时候受天命为天仙，天上的仪仗队降落苏宅迎接苏耽。苏耽在辞别母亲、超脱凡俗时告知母亲："明年天下将流行瘟疫，咱们家庭院中的井水和橘树能治疗瘟疫。患瘟疫的人，给他井水一升，橘叶一枚，吃下橘叶、喝下井水就能治愈。"后来果然像他所说的那样，前来求取井水、橘叶的人很多，都被治愈。因此人们将这口井称为橘井。

病例 17987：1845 年 6 月 10 日，肱骨开放性骨折和上肢截肢。郭四海，25 岁，番禺人，从事快船行业。昨晚正值端午佳节，在与盐商船比赛，鸣放礼炮时，他的枪炸膛，致使他的右肱骨开放性骨折。上午 9 点，亲友来船上找他，发现他的肱三头肌几乎完全断裂，距髁部三四英寸的肱骨出现粉碎性骨折。几英寸的肱动脉受损，完全停止出血。搏动着的动脉暴露在外，在离末端半英寸处形成凝块，他立即被送往医局。从骨质连续性中断的程度和广州炎热的天气来看，他唯一的选择就是截肢，但骨折上延的范围致使手术困难，情况变得更棘手。实际上，直到手术前都无法敲定最终方案，但可能需要从肩关节处切除肱骨。我们对患者进行皮瓣手术，发现肱骨的上三分之一是完整的。很快便完成截肢手术，从患者的失血量和手术所花费时间来看，患者能承受住手术。术后，他说话自然，不显虚弱。从局部损伤情况来看，不仅仅是普通出血。需要对三条动脉进行结扎，骨中心部位也出现出血，使用氯化铁酊剂止血。皮瓣成形良好，包扎后患者感觉舒适。患者脉搏 120 次／分，起伏不大。晚上 9 点，患者入睡，睡眠状态很好，脉搏 108 次／分，皮肤不热。患者服用甘汞和大黄，食用白粥。

患者的膝关节和胸部在事故中也不慎受伤，枪伤深至髌骨和胫骨。后续未出现不良症状，约一个月后，患者出院。一周后，进行第二次和第三次截肢手术，这将在下一份报告中提到。

惊人的寄生虫病例。一位母亲来到医局，求医生救治她 7 岁的孩子，孩子腹部肿大，一般健康状况不佳。医生交代母亲，晚上给孩子服用 4 粒甘汞，早上服用 1 盎司蓖麻油，并让母亲留意寄生虫是否排出。隔日，母亲来到医院并告知医生，她的孩子排出一斤蠕虫，大概 $1\frac{1}{3}$ 磅。见医生面带疑色，她拿出这些随身带的寄生虫，强调说这不超过总数的四分之一。经过计算，共有 52 条，平均长度为 6 英寸。如果母亲的推测无误，那么总共肯定有超过 200条寄生虫。

天花后遗症，鼻前孔闭锁。患者两个鼻孔闭锁，只留下一个小孔，仅能通过一根非常小的探针。医生用柳叶刀尖做十字形切口，置入规格适当的银质导管并留置，每天或每隔几天更换一次，直到伤口愈合，鼻腔恢复正常。患者容貌得到改善，感到非常舒适。

病例 17106：股骨远端部分外生性骨疣。女患者，37 岁，仅受到外生骨疣的大小和重量的影响，因此尚未考虑截肢，她认为在这种情况下可以忍受外生骨疣。

1. 眼病

肉芽组织形成——36

睑内翻——449

睑外翻——4

倒睫症——8

上睑下垂——1

睑缘炎——207

睑球粘连——1

干眼症——2

眼睑震颤——3

眼睑癌——1

眼睑赘生物——2

眼睑肿瘤——3

眼眶肿物——1

黏液囊肿——13

泪腺瘘——3

泪阜病——2

内眦瘤——3

急性眼炎——214

慢性眼炎——1083

淋巴结核性眼炎——3

化脓性眼炎——20

天花性眼炎——16

眼炎——2

眼球突出症——1

翼状胬肉——257

黄斑——2

角膜云翳——408

角膜白斑——6

角膜炎①——11

角膜溃疡——21

虹膜前粘连——5

虹膜后粘连——5

白内障——198

青光眼——12

飞蚊症——7

部分性黑矇——14

完全性黑矇——43

斜视——4

绿视症——1

溢泪——1

脉络膜炎——4

多血海绵肿——3

单眼球缺失——91

双眼球缺失——56

角膜葡萄肿——51

虹膜葡萄肿——6

巩膜葡萄肿——1

---

①　原文 cornitis 应为 corneitis。——译者注

慢性虹膜炎——11

眼前房积脓——4

2. 耳病

耳聋——33

耳漏——12

聋哑症——8

耳撕裂伤——1

耳溃疡——1

3. 面部及咽喉疾病

鼻炎——1

舌炎①——1

扁桃体炎——1

咽喉溃疡——1

舌下囊肿——2

涎腺瘘——2

天花导致的前鼻孔不完全闭锁——2

气管瘘——1

4. 循环系统疾病

腋动脉瘤——2

---

① 原文 glotitis 应该为 glossitis。——译者注

颈动脉瘤——1

先天性血管瘤——4

慢性支气管炎——17

哮喘——5

肺结核——1

咯血——2

5. 腹部器官疾病

胃炎——1

慢性腹泻——3

便秘——1

肛瘘——12

脱肛——3

痔——7

痢疾——4

消化不良——30

腹水——76

全身水肿——23

卵巢病——4

寄生虫病——13

肝脓肿——2

肝炎——3

肝肿大——1

脾肿大——9

黄疸——11

腹股沟疝——12

腹部疝——1

肾炎——1

膀胱炎——1

6. 神经系统疾病

麻痹——2

截瘫——2

偏瘫——5

神经痛——4

脑积水——7

震颤麻痹（帕金森病）——1

7. 皮肤病

疣——4

大疱——1

痤疮——2

头癣——5

鱼鳞病——1

丘疹——1

疥疮——6

头疮——1

银屑病——4

脓疱病——10

断发癣——13

手掌癣——2

环形苔癣①——3

象皮肿——3

阴囊象皮肿——1

瘢痕瘤——3

其他疾病——7

8. 体质性疾病

风湿病——26

关节炎——7

间歇热——5

鸦片成瘾——10

坏疽——2

脓肿——16

痈——1

---

① 原文 giratus 疑为 gyratus。——译者注

丹毒——1

溃疡——22

淋巴结核——79

甲状腺肿——5

9. 骨骼系统疾病

髋痛病——9

额骨骨疽——1

肱骨骨疽——2

胫骨骨疽——2

桡骨骨疽——1

下颌骨骨疡——4

髋臼骨疽——1

坏死——2

脊柱强直性痉挛①——2

上颌窦病——1

脊柱弯曲——5

股骨外生性骨疣——1

髌骨脱臼——1

下颌骨脱臼——2

---

① 原文 ventosis 疑为 entasis，即 entasia 的错拼。——译者注

尺桡骨脱臼——3

乳突病——3

骨膜炎——2

烧伤——3

甲沟炎——3

颚关节僵硬——1

膝关节僵硬——1

肘关节僵硬——1

10. 异常增生

鼻息肉——4

皮脂腺囊肿——6

勃起组织瘤——1

肉瘤样肿瘤——9

腺瘤——7

蕈样肿瘤——6

腹部肿瘤——7

包囊性肿瘤——14

舌癌——1

乳房硬癌——2

子宫硬癌——1

乳房脓肿——1

外伤——6

切割伤——1

枪伤——1

刺伤——1

牙龈瘤——1

多血海绵肿——2

唇裂——5

脐部疾病——3

此期来自不同省市和
地区的患者人数
广东省

广州市——157

南海区——1386

番禺——1449

东莞——164

顺德——648

香山——43

新会——89

三水——234

增城——59

新明——31

清远——63

新宁——30

从化——8

花县——118

河南——123

新兴——15

高要——103

高明——29

鹤山——100

惠州——77

嘉应——29

韶州——23

肇庆府——48

南雄——5

开平——24

恩平——48

英德——3

四会——86

高州——9

吴川——1

连州——22

曲江——4

阳春——1

潮州——2

潮阳——1

德庆州——1

来自广东省的合计 5397 人①。

其他省份

直隶——17

山东——5

湖北——4

湖南——10

浙江——55

福建——25

江南——42

卫州——12

江西——43

---

① 此处数据有误，应为 5244 人。——译者注

山西——3

四川——15

陕西——5

河南——1

贵州——14

云南——5

广西——24

来自其他省份的合计 267 人①。

---

① 此处数据有误，应为 280 人。——译者注

第十四章　广州眼科医局第十四份季度报告

1845 年 7 月 1 日至 1847 年 12 月 31 日，医学博士伯驾牧师撰写。

在发行第十四份广州眼科医局报告期间，种种原因致使本报告未能如期出版。由于我身兼多职，眼科医局事务繁多，加上疾病缠身，导致本报告延迟发表，我对此深表歉意。截至 1847 年末，广州眼科医局合计接诊 26504 位患者，其中自上一期报告发行至今，共接诊 8247 位患者。与先前一样，我们只选择一些病例记录到报告中。这些病例之所以能够被刊登在本报告上，一方面是因为其满足人们对外科手术的好奇心理，另一方面是因为其能够反映出中国人的不同性格。无论从什么方面来看，这些病例都十分特别，尤其是在体现人性极度堕落方面。然而，作为一份慈善机构的报告，广州眼科医局报告受众甚多，我们无法刊载一些过于令人反感的内容。

病例19175：1845年11月11日，尿酸形成的尿路结石。甄阳坤，28岁，番禺人，深受膀胱结石的折磨长达18年之久。经过数周准备，医生于1845年11月11日实施侧位手术，将患者体内的结石取出。结石的形状如同没有表带的手表，周长约为7英寸，最小直径超过1英寸，最大直径超过2.5英寸。结石是由同心的薄片形成，大约为一条线的厚度，颜色呈暗褐色，类似粗砂纸。很容易就能用镊子将结石钳住，但由于结石体积较大，需要耗费一定的力气将其取出。然而，这位患者表现出极强的毅力，坚持做完手术。术后，患者膀胱出现轻微炎症，除此之外，无其他不良症状。尽管从切口来看，伤口愈合的时间比以往的类似病例要长。5周后，患者康复出院，直到现在身体安然无恙。他经常回医局拜访，从未停止对医局的治愈之恩表达诚挚谢意。

病例19928：三磷酸盐形成的结石。吕光乐，23

岁，增城人。于 1845 年 10 月 20 日入院，当时他正接受治疗，准备进行手术，切除位于膀胱前列腺和膀胱颈部的结石。意识到该病例的复杂性后，医生于 11 月 25 日进行手术。医生手法娴熟，找到结石所在之处，但发现其牢牢地附着在耻骨弓上。医生用手指尽可能地将结石与粘连相分离，但是粘连在膀胱内扩展。通过内镜的探头末端分离粘连，分离过程中，结石翻转进入膀胱。在膀胱中，医生能够更轻易地用镊子抓取结石，并纵向将其取出。在用手指操作时，我们探知大部分结石仍然附着在耻骨弓上，医生用手指轻轻地将其一点点分离。这块结石呈肾形，周长最长为 6 英寸，最短为 3.5 英寸，最短的直径超过 1 英寸，最长的为 2.25 英寸，结石表面有无数细小的光滑晶体。手术用时 40 分钟，手术结束时，患者脉搏为 121 次/分，但在 3 小时内降至 104 次/分。在分离结石与粘连的过程中，出现较为严重的后果。为消除炎症，患者须在晚间服用 6格令甘汞和 15 格令大黄，并于隔日早上服用足量蓖麻油。在接下来的 3 天里，患者的状况极佳，尿液无杂质，有望迅速康复。术后的第 4 天清晨，在医院查房时，我发现膀胱炎所特有的丝状黏液大量沉积，这让我感到意外，还有些难受。我们让患者反复服用剂量为4—6格令的甘汞，直到出现唾液过度分泌，从专业角度看可能觉得这不可思议，但黏液沉积物的确快速消退。患者正常进入康复期，数周后便完全康复，且身体变得更加强健。

然而，接下来的病例并非如此。

病例 20786：泌尿结石和切石术。梁阿奇，51岁，是一名来自南海区的屠夫，于1846年2月9日住进医局。他患有泌尿结石和慢性膀胱炎，导致身体日渐消瘦。死神的召唤很快便会降临，这似乎是无法避免的，除非其能通过手术得到拯救。我们清楚告知患者他的病情和手术的成功率。他和他的家人将所有希望都寄托在手术上。患者立即接受治疗，但痛苦的症状并没有得到实质性的改善。

1846年4月22日，在九分半内，医生通过侧位手术将患者的泌尿结石取出，结石重达2盎司1打兰1英分。

结石呈椭圆柱形，最大周长为6英寸，最小周长为4.75英寸，最长直径为2.5英寸，最小直径为1.5英寸。结石显然是由三重磷酸盐构成。有几处看起来像是涂过腐蚀性酸，导致其表面凹陷，颜色也有所改变。

手术过程中，大量静脉出血，我们采用物理方法止血，即使用浸透氯化铁酊剂的脱脂棉纱布止血。手术结束时，患者脉搏为 83 次/分。尿液停止流经套管 2 小时后，需将套管和周围的滤布移走。随后，出血完全停止，将套管复位，此时患者脉搏为 96 次/分。晚上 9 点，患者脉搏为 88 次/分。第二天早上，患者呕出早晨进食的大量米饭，他看起来无不适。给患者服用含有 2 格令甘汞、5 格令碳酸钠和 10 格令大黄制成的混合粉剂。

4 月 23 日上午 8 点。患者夜间无不适，早上脉搏为 90 次/分，尿液无杂质，无排便。中午 12 点，脉搏为 88 次/分，药物已经发挥作用，直到晚上 8 点，患者脉搏上升至 100 次/分，间歇脉。无口渴症状，但舌头明显干燥，且整个舌头外观光滑，色微红。让患者服用与昨晚一样的药粉以及亚麻籽胶浆。朋友们已经得知他的脉搏变化，十分关心他的病情。

4 月 23 日上午。患者有所好转，无疼痛感，也无出脓现象，随后我们便拔掉套管。患者脉搏为 100 次/分，跳动规律，呼吸正常。叮嘱患者在睡前服用碳酸钠和大黄混合粉剂以及 5 格令复方吐根散①。

4 月 25 日。患者十分虚弱，脉搏出现间歇脉且微弱，白天脉搏有所下降，于晚上 7 点去世，如同熟睡一样。遗体第二天被送往其家乡的墓地。

乳腺硬癌。② 何氏，26 岁，顺德人。这位有趣的女士患右侧乳腺硬癌已有 6 年之久。她刚入院时，肿瘤周长约为 2 英尺。直立位时这个巨大的肿瘤下垂至接近臀髋部。

患者脸色苍白，清楚地表明她所遭受的病痛折磨，恶疾很快会夺去她的生命。患者乳腺静脉十分明显，乳房表面很红且具有光泽，还可以看到几处变软的硬块和脓肿，但是腋腺处没有受感染。对患者进行几周常规预备性全身治疗后，1846 年 11 月 4 日，在鲍尔医生和我的学生的协助下，在一些欧洲人和中国人的见证下，成功切除患者的乳腺。

刚切开皮肤时，出血量异常大。切除乳腺前，患者就已经开始昏厥。此时突然停止出血。我们打开朝北的窗户，让北风吹进来，加上使用氨醑和其

---

① 复方吐根散（Pulvis Ipecac Compositus，拉丁文），原文为 Pulr；Ipicac；Comp。——译者注

② 对于此病例，原文无病例序号。——编者注

他兴奋剂，患者很快就恢复过来。几分钟后，手术完成，切除的乳腺重达 7.5 斤，大概在 9 磅到 10 磅。

第二天晚上，患者休息得还算好。三四天后，患者慢慢好转。除了皮瓣边缘有一些表皮坏死，没有出现其他不良症状，这对切口而言非常重要。站在手术台旁的一位绅士说，他不知道原来人的身体被切开成这样也能安然无恙。患者的母亲和姐姐也在场，一看到可怜的患者昏厥过去，浑身是血，她们就禁不住哭了起来。但看到患者包扎后舒适地躺在床上，她们很快就转愁为喜。

下面这段关于病因和起源的记述出自患者的朋友之笔。

何氏患乳腺硬癌始于道光十九年（1839年）她诞下女儿之时。女婴只有 8 天大时，患严重抽搐。当年 12 月 7 日，孩子失去意识。当晚，孩子（"尸体"）被抛弃在街上。但其实在第二天，女婴苏醒，不幸的是她在 8 日晚昏迷。9 日早晨，女婴又苏醒，何氏别无选择，只能给她喂奶。但是在早上 8 点，她女儿夭折，而她的乳头还在这小东西的嘴里。因此，她的乳房上就出现了一个核，逐日增大。奇怪的是，直到道光二十五年十二月，这个核大小有 1 斗（约 1 配克）。到现在，这个核已经长了 6 年。道光二十六年十一月十三日，终于将核切除，重达 7.5 斤，即 10 磅。

患者丈夫是个文人。妻子出院后，他题字表达感激之情：

> 相国才名天下仰，
>
> 操刀妙手世间稀。

我的妻子乳房长有一个肿瘤，长达 7 年之久，大小达 1 斗。我们走遍大江南北，寻求许多名医来为我妻子治病，但他们都束手无策。碰巧在省城时，我听说一位医生医术高超，如同神仙施法，我立即带我的妻子来到医局求医，医生的治疗方法与我此前接触的大不相同。他手持手术刀将肿瘤割下，肿瘤重 7 斤多。随后他还开了些药，10 天后，我妻子痊愈，不知不觉就摆脱疾病。

当我去向医生致谢时，医生丝毫不肯接受，他一心只为普济众生。即使卢医扁鹊再世，也不能如此迅速治愈她的疾病。因此，我想借此机会来记录他的功绩，使医生的伟大事迹能够流芳百世，也希望全国各地疾病缠身的人能够慕名而来并得到医治。这样一来，所有人都能敬仰他的高明医术。

念伯驾医生的操刀之恩，小弟桂豪生冒昧致书。

接下来这幅卷轴由一位双眼患白内障的官员赠予伯驾医生。

鉴定漫言医者意，

技精应是圣而神。

我的双眼常年受白内障折磨，虽然请了很多大夫医治，但是都无济于事。于是，这年秋天，我来到广州，找到伯驾医生所在的医局，期待能够得到治疗。伯驾医生仅用一根针在我双眼进行穿刺，10 天后，我的视力便恢复如初。多亏了伯驾医生的高明医术，才有如此立竿见影的效果。

伯驾医生对各种疾病了如指掌。我在医局

接受治疗一个多月，这期间，我目睹了许多不常见的恶疾，我这辈子都未曾听闻过这些疾病。但他能迅速治好这些疾病。眼科手术只是他行医的其中一个领域。

丙午年——干支纪年法四十三年中秋，道光二十六年十一月（1846 年 12 月），陈福礼记载。

上唇腺瘤物。[①] 该患者年龄为 40 岁至 50 岁，上唇中央生一肿物，显然是肿瘤结构，在下唇上方凸出 1 英寸，外观极为瘆人。医生做两个切口（两个切口形成一个倒 V 形），仔细分离肿物与周围组织的紧密粘连。

唇部动脉用缝合线结扎，伤口像唇裂手术那样，用 8 字形缝线缝合。伤口大部分一期愈合，嘴唇无变形。大约 10 天后，患者出院，情况良好，不久后便恢复其天然模样。

病例 20526：双足遭强盗从脚踝处砍断。邱耀，31 岁，石壁人，一名杂货商。他带着 11 两银子进城

---

① 对于此病例，原文无病例序号。——编者注

采货，途中遭强盗抢劫。为了能在邱耀去官府报案前及时逃跑，他们先堵上他的嘴，随后用刀从脚踝处截去他的双脚，手法极为残忍。在双脚残缺不全、如此无助的情况下，好在有过路人发现他，并将他送回家。随后他被送到医局，所幸，患者没有因失血过多身亡。他住院数周，医生每天都给他的伤口敷药。伤口愈合过程状况良好。在伤口完全愈合前，他想拿一些必要的敷料出院，回到朋友们的身边。

病例 25296：双耳遭强盗切下。谢氏，46 岁，来自南海区，靠缝补售卖旧衣服谋生。1847 年 8 月 18 日，她来医局求医时，双耳被割，一只被完全割下，另一只仅剩 0.25 英寸。据她描述，一周前，她一大早外出卖旧衣服时，路遇一名男子，该男子想抢她的衣服，但是她紧紧抓住了，遂男子未能得手。于是强盗抓住了她并割了她的双耳，迫使她松手，最终强盗夺走她的旧衣服。

我们向一位中国智者提起这件事时，他笑了笑，一语道破真相，原来是那位女患者贼喊捉贼。她是个惯犯，尽管受到多次惩戒，却屡教不改，仍从事偷窃行为。因此，衙门官员决定采取更加严厉的惩罚措施，于是割去她的双耳。

她希望有药物能使她的双耳重新长出来，但是当我们告知她只能让伤口愈合时，她面露失望。

病例23944：1847年3月8日，因挤压，双脚自踝关节丧失。林阿光，一位来自河南的7岁女孩，她的案例十分新奇。"裹脚"是中国流传了近千年的陋习，林阿光也深受其害。2月9日，依照已在中国流行数千年的习俗，她的双脚被布帛紧紧缠裹起来，过了2周后，阿光无法忍受其痛苦，于是，她的父母便勉为其难地摘掉她脚上的布帛。据她父亲所说，拿掉布帛那一刻，发现阿光的脚趾已经变色，而且已经开始长坏疽。3月8日，阿光被送到医局，坏疽已经蔓延到整个足部。阿光的踝关节处形成一条分界线，双足发黑，皱缩，干燥，几乎要从踝关节处脱落下来。几天后，左脚从踝关节处脱落掉，10天后，右脚脱落，留下尚能称作是健康的残肢，新长出来的肉芽组织覆盖骨头断面边缘开始长出新的皮肤。尽管建议她留院，但阿光的朋友们更愿意阿光在家接受治疗，敷用指定药物，必要情况下再去医局。最后一次见到阿光时，我们发现她右侧残肢几乎快要完全愈合，而左侧残肢愈合较为缓慢。自从接诊过这个病例，根据一些可靠信息来源，我还听闻其他几个类似病例。缠足之陋习在中国盛行几个世纪之久，数百万中国女性深受其害，可谓残忍！原来缠足这一习俗相传源于臭名昭著的妲己，她生来就有畸形足。据说，妲己深受商纣王的恩宠，商纣王对她百般顺从。她诱使纣王颁布一项法令，即以她的双足为美的典范，并要求女婴裹脚以符合皇家典范。这种说法必然是一种传说，因为其能追溯到秦朝"焚书坑儒"前的一段时期。倘若正如一些欧洲作家所说，这一习俗自清朝以来已有两百年历史，那么现存的史料应该对其有所记载。

一位中国学者提出："相传女婴缠足的习俗始于公元605年隋炀帝执政时期，隋炀帝命令潘妃裹脚，在她的鞋底雕刻莲花，并置香料于鞋底刻莲花处。这样，潘妃每走一步，地上就仿若盛开一朵金莲。"这就是著名的"步步生莲花"的由来。时至今日，男子仍使用"金莲"以赞美女子的小脚。

然而事实上，缠足的习俗早在孔子时期就不复存在了，但没有史料提到过该问题。其实，历代以来，缠足就逐步被废除，因为直到明朝，缠足现象相对而言已经比较少见。但目前看来，除满族人外，这一做法在整个社会层面来看还是非常普遍。

在硫醚的作用下对患者实施的手术。

听闻新用的硫醚取得成功。在一位好友的慷慨帮助下，中国人用其所提供的仪器制造出硫酸醚，并将之应用于一位约 35 岁的中国患者身上，该患者右臂肱二头肌处长有一个皮脂腺瘤，周长约 14 英寸。患者吸入硫醚 3 分钟后，尽管能够保持清醒回答问题，但在切除肿瘤的过程中，丝毫感受不到手术刀和缝针所带来的切肤之痛。使用硫醚后往往患者脉搏会发生变化，首先是脉搏加快，由 75 次/分上升至 100 次/分，随后脉搏就降到健康标准以下。出血量比通常预期的要少，血液颜色变化显著。暴露在外的几英寸肱静脉看起来像是被注入蓝色墨水，伤口处的血液颜色很深。患者表示，尽管他意识到自己正在做手术，但他并没有感受到任何疼痛。当天下午，患者的肿瘤被成功切除，重约 1 磅。术后，他在房间里走来走去，好像无事发生一般。第二天晚上，他睡得十分平静。伤口已一期愈合，愈合过程中无脓液产生，一周后，仅需要贴几条橡皮膏。出院后不久，他的身体恢复到入院前的健康状态。

病例 25114：1847 年 7 月 15 日，软疣。梁氏，40 岁，来自南海区。患者全身感染软疣，包括面部。大多数不超过榛子粒大小，但在她的左侧臀部，长有一个约为她头颅三分之一大小的软疣，悬挂下垂，如同一个葫芦。患者吸入乙醚后，先出现咳嗽症状，然后是恶心和干呕，病情有所恶化。3 分钟后，患者又吸入几口乙醚，要求医生开始手术，她以极大的毅力忍受疼痛。麻醉感较为轻微，无须动脉结扎，患者很快就完全康复。

得益于中国医药传道会副会长 D. N. 斯普纳先生（D. N. Spooner），我收到来自波士顿的杰克逊医生的仪器，他发明了这种仪器，还送来一些硫酸乙醚，并随附一封信，讲述他的手术方式。

病例 25870：1847 年 10 月 4 日。第一次使用该仪器治疗的是位中国人。患者为一名身体健壮的农民，49 岁，来自鹤山县，患有皮脂腺肿瘤。肿瘤位于右侧腋窝，与淋巴结界限分明，尺寸和他的头相仿。手术过程：他坐在手术台上，准备躺下，我吩咐他在充分吸气的情况下，吸入杰克逊医生仪器中的乙醚气体。我一只手抓住他的右臂，另一只手放在他身后，准备轻轻将他放下。43 秒后，患者便进入麻醉状态，手臂的肌肉突然松弛，同时患者停止吸入乙醚。他躺在手术台上，但头仍抬着，脉搏有所加快，双眼呆滞无神。

关韬是我的学生中资历最深的，他在 4 分钟内切除肿瘤。术中，患者完全处于麻醉状态，没有任何意识。由于大量出血，我们先用冷水止血，伤口暴露在空气中 8—10 分钟，随后再缝合伤口。此时，麻醉的效果已开始渐渐消退，患者能够感受到缝线时的刺痛感，尤其是最靠近腋窝处的疼痛感。伤口包扎好后，患者躺在病床上，抱怨伤口缝线太紧，但表示对手术过程没有任何印象。

睑球粘连。当天下午，给患左眼闭合 15 年的男子使用乙醚。患者的眼睫毛已经完全脱落，睑板紧密粘连，仅内眦处未粘连，有空间可容纳一根探针。乙醚使得患者异常兴奋，他滑稽的言语逗得在场的中国人十分高兴。手术操作起来不难，医生在做手术时，患者还可以和人聊天。通过使用探针，医生用手术刀分离患者的眼睑，过后，露出眼睑下完美无损的眼球。

第二天，患者还想使用乙醚以重温昨日的欢乐并将昨天的手术描绘为一个愉悦的梦境。

如果时间允许，我还会介绍更多其他的病例。在后面疾病目录中提到的枪伤主要是指患者的整个或部分手因枪走火而被炸伤，需要截肢的情况。其中一例，患者经掌骨处开始截肢；另一例，经前臂处截肢。两例都已痊愈。不幸的是，有一个经肱骨中段截肢的患者，在术后三周死于破伤风。从事故发生到送往医院已经过去大概 36 小时①，患者因失血过多，身体极度虚弱，手臂的伤情况恶化。起初的几天，患者状况一般，此时继发间歇热，最终死于破伤风。如往年一样，清廷官员及其家属均在这住过几个星期的院。如以下的疾病目录所示，患有眼部感染和睑内翻的有 762 例，睑缘炎 300 例，急性眼炎 365 例，慢性眼炎 1633 例，翼状胬肉 456 例，角膜云翳 941 例，白内障 329 例，完全性黑朦 136 例。以上是最为常见的病例。

全身性疾病中，腹水 240 例，卵巢病 12 例，腹部肿瘤 21 例，肉瘤样肿瘤 54 例，腺瘤 50 例，脾肿大 46 例，泌尿系结石 31 例，阴囊积水 32 例，风湿病 146 例，溃疡 146 例，淋巴结核 204 例，以上是经常出现的病例。其中淋巴结核不断出现，病状瘆人，面部和咽喉部的淋巴结不断增大，阻碍下颚运

---

① 原文为 six and thirty hours，据上下文推断 6.5 小时不合逻辑，疑为 36 小时。——译者注

动，引起吞咽困难，直至死亡。髋痛症 12 例，脊柱弯曲 12 例，以上两种病例在骨科疾病中较为突出。

有位排尿困难的患者每天饮用 25 磅水，并排出等量的液体，已经出现了几次长期尿潴留的情况，其中一次持续了 3 天。医生使用导尿管，帮助患者排出半加仑多的尿液，患者才得以放松。

尽管所报告的病例可能会大量增加，但结合本期所选的病例和以往的病例，足以说明我们这一具有双重属性的慈善医局的性质和宝贵。

我们有 4 名医学生仍在学习阶段。关韬是一位高年级的医学生，我经常在报告中提及他的医术水平，他现已能够在医局中承担起一定的职责。

根据浩官儿子所描述，他父亲德高望重，将土地无偿租赁给医局，他也将这一善举一脉相承了下来。

疾病列表

1. 眼病

肉芽组织形成——37

睑内翻——762

睑外翻——5

倒睫症——14

上睑下垂——1

睑缘炎——300

睑球粘连——3

干眼症——6

眼睑震颤——3

眼睑癌——1

眼睑赘生物——3

眼睑肿瘤——4

眼眶肿物——1

黏液囊肿——19

泪腺瘘——4

泪阜病——1

内眦瘤——5

急性眼炎——365

慢性眼炎——1633

淋巴结核性眼炎——20

化脓性眼炎——45

天花性眼炎——6

风湿性眼炎——7

眼炎——16

眼球突出症——4

翼状胬肉——456

黄斑——2

角膜云翳——941

角膜白斑——7

角膜炎——8

角膜溃疡——24

圆锥形角膜——2

虹膜前粘连——9

虹膜后粘连——10

白内障——329

青光眼——15

瞳孔缩小——45

飞蚊症——3

部分性黑朦——19

完全性黑朦——136

斜视——5

绿视症——1

泪溢——5

脉络膜炎——3

多血海绵肿——3

单眼球缺失——178

双眼球缺失——134

角膜葡萄肿——120

虹膜葡萄肿——21

巩膜葡萄肿——2

慢性虹膜炎——19

眼前房积脓——7

2. 耳病

耳聋——78

耳漏——14

聋哑症——7

耳撕裂伤——10

耳溃疡——1

耳孔闭锁——1

耳息肉——1

3. 面部及咽喉疾病

鼻炎——1

咽峡炎——1

喉炎——1

扁桃体炎——1

咽喉溃疡——1

舌下囊肿——5

口疮——2

涎腺瘘——14

天花导致的前鼻孔不完全闭锁——2

气管瘘——1

4. 循环系统疾病①

先天性血管瘤——6

慢性支气管炎——53

哮喘——7

肺结核——4

咯血——12

5. 腹部器官疾病

胃炎——9

胃痛——14

慢性腹泻——4

便秘——5

肛瘘——20

---

① 所列此类疾病除第一种，其他全是呼吸器官疾病，此处对原文存疑。——译者注

脱肛——2

痔——9

痢疾——5

消化不良——21

腹水——210

全身水肿——33

卵巢病——12

消瘦症——12

寄生虫病——39

肝脓肿——2

肝炎——10

肝肿大——2

脾肿大——46

黄疸——26

腹股沟疝——16

腹部疝——1

脾炎——1

6. 生殖器官疾病

闭经——1

缺铁性贫血（萎黄病）——2

尿道狭窄——3

尿道瘘——0

阴茎癌——2

包皮过长——20

尿砂症——2

泌尿系结石——31

阴囊积水——32

阳痿——2

月经不调——5

睾丸海绵肿——1

睾丸硬癌——1

白带异常——2

淋病——5

7. 神经系统疾病

麻痹——8

偏瘫——4

神经痛——7

癫痫——6

脑积水——5

头痛——18

8. 皮肤病

疣——4

麻风——8

痤疮——3

头癣——5

丘疹——7

疥疮——38

头疮——1

银屑病——11

脓疱病——10

断发癣——38

象皮肿——12

阴囊象皮肿——2

瘢痕瘤——6

各种杂病——22

假性天花——1

关节钙盐沉积——1

9. 体质性疾病

风湿病——146

关节炎——10

间歇热——10

鸦片成瘾——14

坏疽——2

脓肿——82

痈——9

丹毒——1

溃疡——146

淋巴结核——105

甲状腺肿——14

10. 骨骼系统疾病

髋痛症——12

额骨骨疽——1

11. 骨疽

胫骨——2

尺骨——1

下颌骨——5

骨疽——1

脊柱裂——1

上颌窦病——3

脊柱弯曲——12

股骨外生骨疣——1

股骨脱臼——1

尺桡骨脱臼——3

乳突病——1

骨膜炎——3

烧伤——3

甲沟炎——5

肘关节僵硬——1

12. 异常增生

鼻息肉——19

皮脂腺囊肿——10

勃起组织肿瘤——2

肉瘤样肿瘤——44

腺瘤——50

蕈样肿瘤——7

腹部肿瘤——21

包囊性肿瘤——18

乳腺癌——3

面部癌——2

乳腺硬癌——19

子宫硬癌——1

肛门闭锁——1

前鼻孔闭锁（天花）——1

脂肪瘤——2

乳房脓肿——1

外伤——11

切割伤——1

枪伤——12

牙龈瘤——3

多血海绵肿——8

唇裂——22

针刺伤——1

毒蛇咬伤——1

第十五章 广州眼科医局第十五份季度报告①

在普通读者看来，某些病例依其性质可以交付仅为专业人员创办的期刊上，但是没有这些病例，报告就不完整，学识浅陋的人将因细读而受苦，这可以理解。为了便于查阅，每个病例按其在医局记录中的序号插入报告中。

肠道寄生虫病例②

肠道寄生虫从体侧溢出，并完全康复。

1848 年初，我被请去隆记行，见一位年纪超过

---

① 本报告前几页缺失。——编者注
② 为使行文流畅，此标题为编者所加。——编者注

40 岁的女士，她是中国重要商人之一张殿铨（廷官）的近亲。难以用语言充分言明她的可怜状况。她左侧腹股沟区上方的皮肤与蜂窝组织，面积为直径 6 英寸或 8 英寸，已经坏死脱落，肌肉与髂棘暴露在外；沿着髂棘已出现大范围溃疡与组织坏死。在脐与髂峰连线的中点附近，腹部肌肉因疾病穿孔，部分肠道内容物从孔口溢出，像人工肛门，感觉很明显不止一个。

考虑到患者的状况，她脉搏虚弱，身体消瘦，外表溃疡及组织坏死的程度，我们判断预后非常不利，并向朋友们保证缓解症状，只能承诺让她在所剩的日子里尽可能舒适。他们爽快地赞同这个意见，但是希望尽一切可能去医治。我们用橄榄油香皂与温水仔细清洗伤口，去除残余坏死组织，表面涂硝酸银溶液，病人忍受不住疼痛时，涂敷牛奶止痛；敷用润肤药膏一段时间；用汞丸与药西瓜使排便顺畅，夜间服用吗啡助眠，并嘱用富含营养的膳食。

有一段时间，我每天或隔天查看患者，用上文所述的方法包扎伤口，并注意到患者情况明显改善，提议送她去医局，在医局她能得到更便利的护理，我的高年资学生也能一直照料她。患者愉快地接受这个建议。在医局暂住几周后，一直在服侍她的女儿认为自己已经对包扎疮疡的方法非常熟悉，如果给她配备工具，她在家也能像医生包扎得一样好。我同意了这个请求，患者一家人——母亲、女儿、侄子们与仆人们，返回乡下。配备的药品用完后，特别是硝酸银溶液（得到高度赞美的药）与单蜡膏，患者提出需要更多的药。我们不时收到患者在恢复期的好消息。最近一次，我们在洋行附近野餐，多位外国的先生女士遇到几位中国女士，前文提到的中国商人的妻子是聚会的一员，并认出"医生"，提到她亲戚的病情，她表示病人很好，能行走。

对这种重病的病因解释难以让人满意，希望得到更多的信息，以下叙述取自她的儿子。

1847 年 2 月，我母亲腹部突然长出一个疮，硬如坚果，不红不肿。一年后，疮的毒性成为大麻烦，剧痛难忍。我们请村里的医生看病诊脉，医生敷用药膏，皮与肉全部毁损，甚至露出骨头（髂骨的），疾病几乎变得无可救治。我已经了解美国医生医术高超，但是（我母亲）一个乡村妇人，加上她疾病的危重状况，导致她犹豫不决，延误了来省城治疗的时机。后来，感谢美国商人莫尔斯先生，急切地建议她马上来广州接受治疗，莫斯尔先生是我兄弟（廷官）的挚友，我兄弟要求我告诉我的兄弟们带母亲到广州，那时我恭敬地请求伯驾医生为她看病，感谢他亲手清洗患处，清除疮上的腐肉，并在随后的 10 多天里每天涂几次药。之后我母亲回到乡下，在乡下她只使用伯驾医生的药膏。一个月后，一条寄生虫从溃疡口出来，长度超过 10 英寸！寄考虫是黄色的，没有脚或眼睛。两端黑色，腹部有黑色条纹。用瓷器碎片割开它腹部时，出来 100 多条小寄生虫。拔除这条虫后，溃疡逐日改善，一个月后溃疡口闭合，两个月后完全愈合，此后表面变得光滑如常。为此我们感激伯驾医生的妙手与灵验药膏，我们更加感激莫尔斯先生极力推荐医生。我与母亲感激再造（即恢复她的健康）之恩，对此我们至死不能忘记。

带来一张寄生虫外形尺寸的绘图，呈伯驾医生审阅。

深受恩惠，张乔生（Chang Kiun-sung）等

人问候。

我不怀疑从病人的体侧取出肠道寄生虫，但是不十分清楚这是否就是疾病的起因，而寄生虫的真正来源依然是个难以解决的问题。疾病的性质及痊愈都不寻常。但是邓格利森教授评论（《医学实践》，卷Ⅰ，第195页）："有人声称，肠管偶尔会被寄生虫穿孔；但是如果曾经发生过，也是极端少见的（J. P. 弗兰克、J. 克洛凯、斯托克斯）。更常见的情况是，肠道已发生溃疡，寄生虫由此溢出。"就涉及的格言"一切生命来源于卵"来看，从这位女士的体侧"拉出""体内有100多条小虫"的大寄生虫，这是事实，至少从准确性来看是这样，而且明显符合杰出的生理学家与博物学家已经得出的结论，即体内寄生虫定期繁殖。

切石术病例

这里公开5年前成功取出结石的病人的一张便条，作为以下病例的引言。

曾（1845 年）蒙（来自美国的）"国手"取结石，略施金丹险立除。助佑枯木复生机，古代扁鹊堪媲美。深负美德可称颂，心记大恩重华庐。敬赠他这 10 只禽鸟与 100 只蛋，略表我诚挚谢意，俯求笑纳。

小弟，四会易权，叩首

病例 26600：1848 年 2 月 1 日。取自前列腺及膀胱的奇特结石。廖连茂，广州市鱼贩，25 岁。他第一次来医局时，非常瘦弱，几乎不能行走或站直。经探查，发现一个罕见大小的结石，又由于他非常虚弱，不确定他是否耐受手术。住院几天后，他自行离开，可能是想逃避手术，直到多受几个月的痛苦后，他被迫返回医局。此时吩咐他尽可能保持平静，在服用补益药与丰盛食物的作用下，他整体健康状况已有显著改善，10 月 25 日，经侧位手术取出结石。结石位于前列腺与膀胱颈，呈锥体形，基底部朝向会阴，约 2 英寸的顶端在膀胱颈内。结石重 6.25 盎司——水平周长 7.5 英寸，垂直周长 10 英寸，对应的直径是 3 英寸与 4 英寸。做外部切口很顺畅，但是取出结石需要很大力气，使用最大的外科钳子。切开前，结石像是由两种不同的物质构成，原始核的大小与形态像梨，呈暗褐色，表面光滑；围绕这个基础，沉积不同的成分，像是三磷酸盐。新的堆积层大部分光滑，但朝向直肠的一侧有尖锐的珊瑚样突起。下面的木刻图展示出结石的大小与形状，靠上的部分已折断。

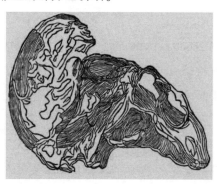

病人刚毅地忍受住手术。夜间病人感觉舒适，面容平和，主诉由于术中肢体活动受限，有些僵硬疼痛，但是用他自己的说法："觉得轻松。"

10月26日。病人度过安静的夜晚，脉搏88次/分，无发热，局部无明显疼痛；食欲好，无血尿。他母亲来探访，看起来万分欣喜，而且在她大声说感谢时，我极力阻止她在我脚下磕头。

10月27日。从伤口处移除导管，并从左侧向右侧改变病人的体位，此时他表示自己感到比手术前更舒适。10 月 28 日。脉搏 84 次/分。把病人从手术台移至床上，由于脉搏稍有加快，给予 1 盎司油服用，下午给予他更丰富的食物——米饭和鱼肉。

10 月 29 日。脉搏 80 次/分。术后无头痛或发热，亦无膀胱炎，膀胱炎的标志是黏稠脓液。小便通畅，病人感到愉快而满意。11 月 1 日，病人继续康复；有一些脓液从伤口排出，但不是膀胱的脓液。没有不良症状，他很快完全恢复。11 月 21 日，术后的第 26 天，伤口全部愈合，病人彻底康复。想到他已经因结石受苦 10 年，就能够体会他此刻的心情。他出院后，他可怜的孀居母亲带着一些小谢礼（诸如两只鸡以及一篮子鸡蛋）来到我的住所，再次称此为"救了她儿子"，并再次试图拜倒在促成此事的人面前。年轻人已经变得结实健壮，并时常回访医院。可能很少有同样大小的结石曾经被完整取出。手术后一年，他赠送两条卷轴，有如下感想，原作以韵文表达。

耶稣济世传天下
伯解奇方救万民

廖连茂恭赠

病例 26796：1848 年 2 月 28 日。三磷酸盐结石。钟平，33 岁，本省清远地区人，已因该疼痛性疾病受苦数年。来医局就诊后他便离开，直到炎热季节来临，当时，由于疼痛不严重，手术拖延到夏暑过后。9 月 6 日，结石经侧位术式成功取出。结石呈对称的椭圆形，而且大部分光滑。结石周长是 $3\frac{1}{3}$ 与 $4\frac{1}{2}$ 英寸，直径是 $1\frac{1}{4}$ 与 $1\frac{3}{4}$ 英寸，重 1 盎司 10 格令。手术完全成功；17 天后，他正常排尿，约 1 个月后痊愈出院。这里介绍如果出现重大不良后果时，可以免除外科医生所有责任的证明，作为治疗重症病例前给出书面保障的样本，据说这种凭据在中国法律中有效。

契约

本人钟平，33 岁，广州府清远人士，患结石，多次求医，但不效。今幸得美国伯驾医生之惠，刀取结石，如果治愈，不仅是我本人会受他恩泽，而且合家都将感激他的大恩。如果山高水深不能过（即如果结局是致命的），将与医生无涉；一切顺从天意。唯口说无凭，立字为证，交医生存据。

　　道光二十八年六月五日（1848 年 7 月 5 日）

　　　　　　　　　　　　　　（签名）钟平

　　病例26802：1848 年 2 月 28 日。尿酸形成的结石。钟阿维，27 岁，博罗地区白莲塘村农民，患结石数年。5 月 31 日，进行常规准备后，马乔里班克斯博士、斯皮尔牧师先生与罗维博士协助，以侧位手术取出结石，光亮的微小结晶。结石形状像一粒杏仁，测量周长是 2.5 英寸与 4.25 英寸，直径是 1 英寸与 1.75 英寸；结石重 4 盎司 1 英分。术后检查中发现直肠已损伤，因此，即刻分离括约肌。手术无伴发异常出血。尿液流出不像通常那么快，一两个小时后，见到尿液从套管流出，没有伴发不良症状。8 天后，尿液停止经伤口流出。6 月 16 日，病人第一次下床，经人协助走过房间，且直立体位无尿液经伤口流出。伤口很快完全愈合，因为病人重新愈合后的括约肌恢复了正常机能，手术意外没有伴发永久性不良影响。

　　病例28502：1848 年 7 月 17 日。尿酸形成的巨大结石。郭阿维，40 岁，新会人，目前是广州的肉

铺老板，已患结石数年，但是不像大多数患有此病
的人那样瘦弱，他相当肥胖。9 月 13 日，继病例
26796 后一周，取出一粒结石，形状大小均与芒果核
相似。结石最大周长 7 英寸，最小 4.75 英寸，横向
与纵向直径是 2 英寸与 2.5 英寸，呈淡红色，带闪
光结晶，表面大部分粗糙如砂纸，重 2 盎司 2 打兰 1
英分。结石完整取出。中国雕刻匠已经制作了近似
的木刻，呈现结石的精确尺寸与大致外观，如下图：

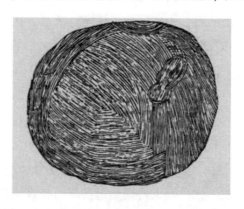

最初几天过后他不怎么痛苦。尽管我们不建议
他变换体位，但他还是很快就从一侧换到另一侧。
患者约 10 天后正常排尿，30 天后痊愈。手术后那
天，他母亲与几个孩子来到医局，并与他一起留在
医局，直到接近康复。他看起来生活优裕，因为他

拥有一切能让他感到舒适的东西。

他居住在洋行附近，时常离开摊位跑进来，看看医局里正在发生的事情。他比以往更加强壮肥胖，而且非常乐意鼓励有类似病痛，可能要做跟他一样手术的人。他康复之后，赠送给我们一对卷轴，载有他的病情说明，包括诗意的叙述，译文如下：

干支纪年戊申年（1848 年）我已患结石病年余，诸（中国）医生均不能治愈，随后我前往著名的美国医生伯驾博士那里，求他割取结石，十余日后痊愈，故修此卷轴，表明我心中情感。

循真理广布精湛技艺，携青囊坐拥神奇药方。

小弟，南海郭阿维，敬赠

病例 29015：1848 年 12 月 11 日，三重磷酸盐结石。区秋，51 岁，肇庆府高要人，患结石多年。他非常憔悴，长期有大量丝状黏液排出，因他体质有所瘦弱，我婉拒手术。唯一能承诺的是缓解他痛苦的症状。留院几个月后，他提出，如果不能做手术就回家继续姑息治疗。我建议他这么做。但是大概2个月后，他再次纠缠要取出结石，我再次婉拒。我们开始将稀释硝酸（1盎司水里放2滴）注入膀胱内，注意他的整体健康状况。经过这些治疗，他较为紧急的症状有所缓解，但是他无法再忍受痛苦，而且他的一个兄弟反复从20英里外赶来，与他一起急切地恳求，他们改变了我之前客观评估的决定。1849年10月17日，结石被取出，测量周长3.5英寸×5英寸，重1盎司。出血量过多，明显出自膀胱颈，只用含氯化铁酊剂的脱脂棉纱填充伤口止血，事先置入银质导管。切口里从未出现化脓，手术后几天，在胃区出现一个巨大坚硬的隆起。然而这个隆起在48小时后消退，他有望康复。但是大约在第9天，他病情迅速恶化，在第11天死亡。

病例30158：1848年12月11日，尿酸形成的结石。廖秋威，农民，21岁，本省增城人，患结石，这一天入医局，结石周长3.5英寸×5英寸，直径是1.5英寸和3.75英寸，重5打兰。一条痔动脉大量出血，我听取当时协助手术的医学博士 W. S. W. 鲁申贝格的建议，敷用狭叶山胡椒叶止血。他对这种药物的使用，使美国同行注意到这种高效止血剂能给药物学增值。约 6 周后，病人完全康复。

　　病例 30637：1849 年 2 月 26 日，三磷酸盐结石。李阿球，33 岁，清远人，劳工。在 3 月份，通过侧位式式手术取出一颗结石，周长 5.5 英寸 ×4 英寸，呈扁平规整的椭圆形，重约 1.5 盎司。本病案中值得特别关注的唯一一个细节是膀胱颈的僵硬。患者前列腺与膀胱颈的切口是通常的长度，即移动引导钳子前足以容纳手指。放入钳子有些困难，结石即刻被钳住，但在取出结石时，膀胱颈像铁环一样缺乏弹性，近三分之一的结石在钳子的压力下折断，取出主要部分之前，将大部分碎块取出，残存的少量碎块被冲洗出膀胱。伴发一些炎症，使用小剂量甘汞与黏液药水，很快控制住炎症。约 5 周后，病人完全康复。

　　病例 34191：1849 年 11 月 24 日，三磷酸盐结石。蓝践阳，26 岁，番禺人。患者于前述日期，在氯仿作用下取出结石。他苏醒时，问是什么时候做的切口，给他看了取出的结石作为回应。结石周长为 2.75 英寸 ×4.75 英寸，直径是 1.25 英寸和 1.75 英寸，重 1 盎司 3 格令。失血量不超过 3 盎司。患者迅速痊愈。他手术成功的消息很快传到正在忍受痛苦的朋友那里，让朋友鼓起勇气，返回医局，之前这位朋友曾经失踪（当时区秋不治身亡）。1850年1月2日，从患者前列腺及膀胱颈部取出一颗结石，长3英寸，最大周长7英寸，重1盎司。这位患者也是在氯仿作用下手术，他从无知觉状态醒来并看到结石时，微笑着竖起大拇指，用他蹩脚的英语大声说，"南怕玩"（第一）。这个已经成功治愈的病例，按其时间所属顺序留至下一份报告详述。

枪伤及其他外伤病例

病例28307：1848年7月4日，腹部外伤与肠突出。李雄，新会人，11岁男孩，父母的独生子。他手里拿着碗沿街道跑去市场时，绊了一下并摔倒在碗上，碗的断裂边缘在脐水平线稍上的位置刺穿右侧腹部，致使肠管溢出1英尺长。此事发生在傍晚7点钟，当晚9点半他被送到医局。突出的内脏因胀气已经膨胀，绞窄，血液与血清渗出，颜色较为青灰。竭尽全力也没能成功将肠管放回腹腔，在马乔里班克斯博士协助下，我用细长外科刀扩大半月形穿孔，并将肠管复位。切口向上向内延长约

1/3 英寸，所幸切口几乎没有出血。等待足够长的时间后，确认无出血之忧，我们用缝合线与橡皮膏闭合伤口，并轻轻敷用敷布与绷带。给予甘汞与大黄轻泻剂。第二天早晨，脉搏超过 100 次/分，但在下午正常排便后，脉搏迅速回落到正常水平。自此未出现不良症状，10 天后伤口愈合，小伙子完全康复。

由海盗所致的枪伤。1848 年 7 月 9 日傍晚，一艘从香山到广州的客船遭遇海盗袭击。此类船只为棉花经销商所用，他们携带大量铸币进城，并备有良好的武器装备以对抗海盗。这艘船备有外国生产的回旋炮，装有弹药并配置人员，而对手是轻装备。但客船在夜间的月光下顺风行船，船员们熟睡在枪旁，此时海盗接近疏于防范的船尾并开枪，明显是瞄准舵手，这一枪打到舵手旁边的一个人。船员们立即开枪。舵手开船迎风行驶，此时舷炮齐发，射击海盗船，把一些人击入水中。交战短暂而英勇，但受袭击的一方胜利，他们称海盗船离开时，在明亮的月光下，只见到有 5 个桨手在划船。第二天早晨，可能是政府提议，客船上的 5 个人被带到医局。一个通事来请求让他们入院，每个人都被铁块或枪弹击中。他们归档如下：

病例 28506　李阿赐，23 岁，弹丸进入腹股沟。

病例 28507　李阿玉，31 岁，弹丸进入左侧胸部。

病例 28508　周阿祐，25 岁，弹丸进入踝关节。

病例 28509　李阿泽，15 岁，弹丸进入右臂。

病例 28510　黄阿广，53 岁，弹丸进入乳突。

第一个病例中，弹丸恰好进入耻骨弓上方稍偏左侧，且在水平方向通过，所幸没有损伤股动脉，股动脉在弹丸路径的极近处穿过，弹丸嵌入右侧股部的股外侧肌群下方，在当月 17 日探查到弹丸所在位置，切开并取出。李阿玉身上那颗弹丸从第三肋骨上方进入，擦过并向下穿进胸肌下方，在入口下方 2 英寸处找到弹丸，并于当月 18 日取出。周阿祐右脚的内踝下方被弹丸击中，10 日，弹丸在足后跟中央取出。李阿泽的案例中，弹丸穿过右臂，在肱骨外侧，三角肌稍下处，也是在 10 日从对侧取出。黄阿广右侧乳突稍下的位置被铁块击中，铁块沿颅底穿过，嵌顿于颈椎附近，深 3.5 英寸，15 日，医生用手术刀与引导器扩大伤口到底部后，取出铁块。5 人均在预定的时间内康复，没有任何永久性损害，出院后，其中 3 个人曾返回医局对他们的幸运表示感谢。

病例 29351：1848 年 9 月 19 日，枪伤。钱阿臣，24 岁，新会人，江门客船上的炮手，本月 20 日晚上被海盗击中。一粒直径 1 英寸的铁霰弹，从左侧第五肋正上方进入，沿此肋骨向后穿过脊柱并嵌入对侧皮下，位置靠近同入口处相对应的部位。我在美国海军的鲁申贝格博士协助下，分离弹丸并将其取出。涂湿敷药膏，采用抗炎治疗；患处伴有大量化脓，肺部很大程度地受到交感性损害，但 6 周或 8 周后病人完全康复。

他回家后，他所属的船运公司老板赠送这两幅卷轴表达感谢。

花旗国伯驾大国手鉴

回春药圃无凡草

济世青囊①有秘篇

江门渡拜题

病例 29352：致命的枪伤。钱阿浩，顺德人，32岁，与上例提到的钱阿臣是同属一条船上的水手，肩部受致命伤。弹丸穿过肱骨的上三分之一，造成肱骨的整个上三分之一部分粉碎性骨折，肱动脉断离。他到达医局 1 小时便死亡。

病例 30328：1849 年 1 月 2 日，枪伤。1 月 1 日晚间，客船在开往广州途中，到达黄埔稍偏北的地方时，被载有 100 多人的 6 艘海盗船袭击。交战持续两个小时（在广州能清楚地听到枪声），海盗被及时赶来援助的快艇驱散，快艇上武器装备良好、满载棉花。严阿宏，33 岁，惠州府葵新人，是船上的船员，被一个约 4 英寸长、0.75 英寸宽的尖片所伤，此物在肱动脉附近穿过左臂，但没有伤及血管，进入身体侧面，打在肋骨上，垂直向下擦过，嵌顿于肋骨与肌肉之间，探查到其所在位置。他来到医局

---

① 青囊是关于古代名医华佗的历史典故，据说在他身边的翠绿色小袋子里装着药方。

的第二天早晨，我们找到尖片所在位置并取出。他的 6 位船员伙伴被海盗的火球严重烧伤，但是都在医局完全康复。

骨折与脱臼病例

病例 27375：1848 年 5 月 1 日，股骨骨折。区友巧，22 岁，新会地区人，舢板甲板上的桅杆倒塌，导致他股骨的上三分之一骨折。关韬将骨复位，约 6 周后病人康复出院。

病例 30992：1849 年 4 月 2 日，下肢双骨骨折。钱阿森，32 岁，顺德人，胫腓骨闭合性骨折。该病例也由我的高年资学生医治，效果令人满意。

病例 34000：1849 年 11 月 7 日，肱骨脱臼。何阿连，20 岁，南海人，摔倒致右肩向前脱臼，肱骨头置于胸肌上。我在夜间 11 点钟看到他，此时患者已脱臼几小时。患者担忧他的伤无可救治，但是几分钟后，他看到脱臼复位且手臂功能恢复时，很快化沮丧为欣喜。

肿瘤与其他病态增大的病例

病例 27231：1848 年 4 月 17 日，双乳腺异常增大，已有 10 年，在氯仿作用下成功摘除。卢氏，42 岁，南海人，4 月 17 日第一次来到医局。经过几周的准备性治疗，就要进行手术时，她没耐心的吸食鸦片的丈夫突然要求她回家。去年夏季间，她丈夫去世。她返回医局要求摘除赘生物。从她第一次来医局到现在，乳腺已经增大近三分之一。

1849 年 12 月 24 日，鲍林博士与其他几位先生在场，由马乔里班克斯博士及我的高年资学生协助，用时 3.5 分钟切除左侧乳腺，测其周长 2 英尺 2.5 英寸，重 4.5 斤（约 6 磅）。她上手术台时，处于高度紧张兴奋的状态。因她是第一次使用氯仿，紧张和兴奋状态有所增强。作为天主教徒，她呼求圣母玛利亚与救世主。但在第二次用药后不久，她没有什么感觉，第二天她说，切除乳腺后，使用缝合线的时候她才有一些知觉。

一个月后，右侧乳腺切除用时 3 分钟，测量 2 英尺，重 5.5 磅。应她自己请求，给予氯仿后，氯仿几乎立刻生效。起初她看似处于愉快的兴奋状态，吟诵或歌唱，直到沉默不动。她似乎一度因痉挛而窒息，像中风时的患者。但是手术完成后不久，缝合时她苏醒了，像从睡眠中醒来那样，面部表情自然。没有给予氯仿时，她对伤口的主诉比平常多得多。一个月后她完全康复出院。

病例 27976：1848 年 6 月 12 日，双侧面颊脂肪瘤。黄阿豪，50 岁，番禺人，仿真花生产商，双颊患奇病，像是鼻子的脂肪瘤。两侧的病态增生大小相同，周长约 10 英寸，从两颊垂挂下来，外观奇特。仅由其重量造成不便。他来到医局后不久，患发热并返回家中，从此没有回来。

病例 28592：1849 年 1 月 10 日，腺瘤及颈总动脉结扎。谭氏，48 岁，新会人，右侧颈部生一肿瘤，已有 16 年，其周长为 1.5 英尺。肿瘤起源于颈总动脉下方，随着肿瘤增大，颈总动脉移位。颈动脉异常大，并在气管侧面转至肿瘤上方，包埋在一条凹槽里，发现其鞘管与凹槽粘连。颈静脉与其他分离 4 英寸，位于对侧颈部。1 月 10 日，由马乔里班克斯博士与地狱火河号轮船上的斯塔汀博士及斯皮尔牧师先生协助摘除肿瘤。尽可能不断离动脉进行手术，但是尽管自锁骨始，最初的 3 英寸或 4 英寸动脉位置浅表，在内外分支分叉处，两支动脉均沉入肿瘤内，在分离的过程中，外侧分支还是被切断。通过压迫，出血在很大程度上被止住，同时结扎颈总动脉。离断的分支也需要结扎。重新开始解剖时，刺破了颈部侧面的肿瘤，当时涌出深色的腐败脓液，致使一位正在提供协助的先生惊呼"颈静脉打开了"，但即刻觉察到肿瘤萎陷，是肿瘤的部分液体内容物溢出。我们发现肿瘤与下颌支及下颌角通过近似软骨的组织牢固连接，用手术刀将其分离。手术艰难，而且失血量相当大。但是患者恢复得很好，度过一个在这种境况下所能期待的舒适夜晚。夜间，锁骨下有些肿胀，患者咳嗽，咳嗽原因是术中暴露及使用冷水所致的卡他性炎症和局部的交感性反应，几周后她声音恢复正常。她主诉右侧头面部感觉冰冷。约 16 天后两个较小的缝线脱落，但主要缝线直到第 30 天才脱落。患者约 6 周后出院。她已经数次返回医局；她的声音已恢复，头部右侧在很大程度上恢复正常感觉，并且健康状况良好。

病例 30087：1848 年 12 月 11 日，钟摆样软疣。张新，49 岁，南海人，他的面部及身体长满软疣，皮肤结节的大小和鹿弹、雪豹弹的大小相似。他左臂上有一个长椭圆形的结节，在肘关节处上下扩展，周长约 1 英尺。结节完全处于浅表部位，由关韬成功切除。

病例 30563：1849 年 2 月 19 日，恶性蕈样肿瘤。李阿基，54 岁，顺德人，腰区生有一个肿瘤，与脊椎的棘突紧密粘连。肿瘤生长时间为 30 年，周长约 14 英寸。尽管发生溃疡并呈蕈样外观，但我推测应该不是恶性肿瘤。切除原发肿瘤，但几个月后复发。进行二次手术，切除局部病变组织，这些组织之前是健康的。不久，疾病复发，恶性程度加深。

病例 30621：1849 年 2 月 26 日，蕈样肿瘤。楚舒，满族人，54 岁，在背部靠近右肩胛骨与脊柱的位置，生有一个橙子大小的蕈样肿瘤。很快成功切除肿瘤。离开医局前，病人反复请求允许他派画家来绘制外科医生的肖像。我们最终答应了他的请求，肖像以水彩画绘成，肖像旁边是用韵文写成的题词，以及病情说明与医局所见。

病例 30575：2 月 19 日，用结扎线摘除口腔内腺瘤。谭阿臣，46 岁，三水人，生有一个坚硬肿瘤，周长 5 英寸或 6 英寸，有蒂固定在口腔内，颊肌相对的位置。高年资学生关韬用结扎线的办法迅速成功摘除肿瘤。

病例31200：1849年4月30日，皮脂腺瘤。单钶浩，32岁，番禺人，家禽贩子，右膝关节的内侧生有一个皮脂腺瘤6年。他非常瘦弱，面容苍白，肿瘤周长超过1英尺，顶端溃烂。不久后围绕溃疡出现大面积的组织坏死，必须即刻根除肿瘤，否则会缺乏足够的健康皮肤形成皮瓣。因此，5月9日切除肿瘤。随后大部分切口一期愈合，这个可怜人几周前只能在工作人员协助下艰难挪动，且自认为没有希望痊愈，而他两周后完全康复并愉快回家。

病例31614：1849年5月28日，绅士跋涉千余英里接受外科手术的病例。帅福，48岁，浙江省绅士，左侧面颊上生有一个皮脂腺瘤，周长近1英尺。他听曾游览广州的朋友说起医局，还说自己跋涉62天来求医。得知肿瘤能够安全摘除时，他似乎深受感动。他休息几天，经过准备性治疗后，根除肿瘤。由于他看起来体质比较瘦弱，我们决定不给他施用氯仿，而是用两条细薄棉布在肿瘤上做椭圆形切口的部位涂敷氯仿。然而这些刚一敷上，氯仿就对病人全身起作用。即刻进行手术，摘除肿瘤，结扎意料之外的许多大动脉。病人从无记忆睡眠中醒来，感到轻微恶心，但恶心感很快消退。不论在术中还是术后，他几乎没遭受什么痛苦，并于7月4日准备好开始他回家的长途旅程。出发前的夜晚，他送来一张表达感激的短笺。

病例32186： 1849年7月2日，环绕中指周长1英尺的肿瘤。邝素，41岁，新会的农民，环绕左手中指生有一个肿瘤。肿瘤形成一个完美球形，周长恰好1英尺。手臂静脉存在曲张状态。手背静脉弓是正常尺寸的两倍。在氯仿作用下，在掌指关节处断离手指，切除肿瘤。分离时，发现肿瘤是坚硬的腺样或半软骨样结构，通体完全同质，黏附在骨上。指尖与指甲依稀可辨。一条动脉及主要静脉均需要结扎。约1个月后，伤口痊愈，他的手恢复功能。

病例32222： 1849年7月2日，巨大乳腺硬癌。冯辟虎，20岁，新会人，患右侧乳腺硬癌已有6年。年轻人极度憔悴，肢端水肿，面色灰白；乳腺早已形成溃疡，并开始坏死。显然，如果还能通过手术治愈疾病，避免死亡，就必须尽快手术。尽管体温计在90°①

---

① 此处疑为90℉，约为32.2℃。——译者注

及以上浮动，希望能给他唯一的机会得以康复，于
7 月 4 日进行手术。我心存忧虑，生怕他不能活下
来。乳腺在约 1 分钟内切除，我们尽可能迅速结扎
动脉。乳腺周长 23 英寸，重 3 磅稍欠。切除后基
底部没有足够的健康皮肤覆盖，皮瓣之间最宽处有
2 英寸的面积，需由肉芽组织愈合。患者恢复得非
常好。几天后水肿完全消退，一般健康状况得到改
善，6 周后患者比较满意地出院。

其他病例

病例 31763：6 月 4 日，持续 10 年的子宫脱垂。
黄氏，53 岁，广州人。这位妇人被子宫完全脱垂烦
扰 10 年，但她身体强健。若不是子宫脱垂，她的身
体情况相当好。由于多年暴露，表面看起来更像手
掌的皮肤而没有原本的黏膜，顶端有个良性的小溃
疡。器官复位没有困难。

氯　仿

感谢纽约的 H. M. 席费林先生，他提供大量优

质的氯仿，附带爱丁堡的辛普森博士关于这种新型麻醉剂的宣传册。在此有必要简单提一下这个在 19 世纪缓解痛苦的非凡药剂。

我用于成年人的氯仿总量大约 1 打兰，通过海绵平缓地吸入，海绵以衬有油纸的布包裹，防止蒸发。某些病例需要二次用药。

收到来自纽约的氯仿之前，我有一小瓶从别处得到的氯仿，但有几次未起到麻醉作用。氯仿用于病例 28307 的小伙子，如果告诉他目的是杀死他，他可能还不会这么激烈地拒绝吸入氯仿。他说氯仿像滚烫的水。其他人也有相同的抱怨，但这可能要归咎于产品质量，因为现在使用的氯仿不会出现这种现象。

使用该药剂可能会产生致命性后果，已引起重视。当可能患有肺、心脏或头部的疾病时，绝对不能用氯仿。我在 8 个或 10 个病例中使用氯仿，没有伴随不良后果。直到最近我才冒险用氯仿辅助截石术，以及最近的两例手术。其中的第一例，病人完全处于效应状态之前，有短时间的抽搐，但过后他对这些没有印象，而且如前所述，看到结石是他所受折磨终止的最早预兆。第二例，患者很快受到药物影响，没有抽搐、咳嗽或恶心，药效过后，患者像从睡眠中醒来。病例 31465 与病例 27931，如果手术中有参观者进入手术室，可能认为这两位患者已死亡或即将死亡，但没有出现这样的情况。

疾病列表

1. 眼病：1848/1849①

肉芽组织形成——15/73

睑内翻——282/26

睑外翻——0/9

倒睫症——5/0

睑缘炎——67/ 65

干眼症——0/4

眼睑赘生物——1/0

眼眶肿瘤——0/1

眼睑肿瘤——2/2

眼睑侵蚀性溃疡——0/1

黏液囊肿——2/3

急性眼炎——101/115

---

① 此疾病列表为 1848 年与 1849 年的数据。——译者注

慢性眼炎——729/597

淋巴结核性眼炎——2/1

化脓性眼炎——5/11

天花性眼炎——6/6

眼炎——6/3

眼球突出症——4/0

翼状胬肉——144/143

角膜云翳——355/439

角膜白斑——6/0

角膜溃疡——20/9

角膜炎——0/1

白内障——117/114

青光眼——2/4

瞳孔缩小——21/2

瞳孔放大——13/8

飞蚊症——6/1

部分性黑矇——6/13

完全性黑矇——58/65

多血海绵肿——1/2

单眼球缺失——44/62

双眼球缺失——42/60

角膜葡萄肿——54/56

虹膜葡萄肿——2/1

巩膜葡萄肿——0/1

慢性虹膜炎——4/6

眼前房积脓——0/2

2. 耳病

耳聋——55/51

耳漏——9/5

聋哑症——3/2

耳撕裂伤——20/11

耳溃疡——2/17

耳息肉——2/0

3. 面部及咽喉疾病

鼻炎——1/0

舌炎——1/2

喉炎——0/2

扁桃体炎——2/0

咽喉溃疡——0/1

舌下囊肿——0/2

腭帆延长——1/0

失音症——2/2

涎腺瘘——24/16

4. 循环器官疾病

先天性血管瘤——3/2

动脉瘤——1/3

咯血——35/10

肺结核——0/1

慢性支气管炎——71/177

胸膜炎——1/0

哮喘——2/4

5. 腹部器官疾病

胃炎——1/5

胃痛——46/79

慢性腹泻——15/11

痢疾——0/5

肛瘘——18/34

脱肛——5/4

痔——10/6

消化不良——24/38

腹水——107/97

全身水肿——24/44

消瘦症——2/4

寄生虫病——26/47

肝炎——34/15

肝脓肿——0/1

脾肿大——28/6

腹股沟疝——35/47

腹部疝——1/1

脐疝——2/2

6. 生殖器官疾病

闭经——1/5

缺铁性贫血——1/3

分娩后阴道闭锁——0/1

尿道狭窄——3/1

子宫脱垂 0/2

阴茎癌——16/5

包皮过长——11/13

慢性膀胱炎——0/2

血尿症——0/3

尿砂症——1/3

尿路结石（膀胱结石）——23/31

阴囊积水——23/58

阳痿——1/2

睾丸海绵肿——5/1

睾丸硬癌——2/1

淋病——7/3

腹股沟淋巴结炎——0/3

梅毒——0/14

7. 神经系统疾病

癔病——1/0

麻痹——2/7

偏瘫——11/2

神经痛——0/3

癫痫——4/13

惊厥——0/1

脑积水——3/3

头痛——20/40

脊柱裂——0/1

8. 皮肤病

疣——0/9

黄斑——9/2

麻风——6/13

痤疮——3/3

头癣——4/11

丘疹——2/5

带状疱疹——1/1

疥疮——17/31

银屑病——3/9

脓疱病——35/28

断发癣——97/137

侵蚀性溃疡——0/1

下肢象皮肿——6/8

女性外阴象皮肿——0/1

瘢痕瘤——1/1

鱼鳞病——0/1

其他——5/11

9. 体质性疾病

风湿病——223/457

关节炎——21/17

腰痛——0/2

间歇热——17/26

麻疹——0/1

鸦片成瘾——3/3

脓肿——71/ 47

痛——1/1

溃疡——121/196

坏疽——0/3

丹毒——0/2

淋巴结核——131/163

甲状腺肿——6/3

10. 骨骼系统疾病

髋痛病——14/4

骨膜炎——0/2

股骨骨疡——1/2

胫骨骨疽——1/4

肱骨骨疽——0/1

肩胛骨骨疽——1/0

下颌骨骨疽——2/2

坏疽——2/1

脊柱弯曲——15/8

上颌窦病——1/1

尺桡骨脱臼——2/1

下颌骨脱臼——1/2

肱骨脱臼——0/1

股骨脱臼——0/1

乳突外生骨疣——1/0

下颌骨外生骨疣——0/1

甲沟炎——8/6

肘关节僵硬——2/2

肌腱挛缩——0/6

11. 异常增生

鼻息肉——14/7

皮脂腺囊肿——3/19

肉瘤样肿瘤——7/ 22

腺瘤——34/19

蕈样肿瘤——1/2

勃起组织肿瘤——0/1

腹部肿瘤——16/10

包囊性肿瘤——21/6

乳腺癌——18/3

面部癌——2/4

乳腺硬癌——6/3

乳腺肥大——1/1

乳腺脓肿——2/1

肛门闭锁（先天性）——1/0

阴道闭锁（先天性）——1/1

鼻脂肪瘤——1/0

面颊脂肪瘤——0/1

外伤（各种）——14/20

火药等烧伤——11/15

腹部创伤——0/1

切割伤——3/3

枪击伤——10/5

牙龈瘤——4/2

唇裂——6/7

马蹄内翻足——0/1

争吵中被咬掉手指——1/2

12. 疾病概要列表：1848/1849

眼病——2122/2143

耳病—— 91/86

面部及咽喉疾病——31/25

循环器官疾病——113/197

腹部器官疾病——378/446

生殖器官疾病——94/151

神经系统疾病——41/70

皮肤病——189/264

体质性疾病——594/921

骨骼系统疾病——51/45

异常增生——177/156

合计——4001/4504

截至 1847 年 12 月 31 日的会计账目，传道会账面余额 4611. 31 美元，从中减去 1848 年的当期费用 1107. 51 美元与 1849 年的费用 975. 69 美元，减去根据上期报告所述应归伯驾的 525. 40 美元余额（共计 2608. 60 美元），广州经费留有余额 2002. 71 美元。除了这些花费，在纽约已支付药品与器械的款项，由奥利芬特与逊两位先生负责，他们持有八九百美元的结余。

索　引

医学术语索引

Abscess of the thigh 大腿脓肿

Abscess over the mastoid process communicating with the ear 乳突脓肿累及耳

Acne 痤疮

Acute inflammation of the cornea 急性角膜炎

Acute ophthalmia 急性眼炎

Adhesion of the conjunctiva to the cornea 结膜与角膜粘连

Adhesion of the lids to the cornea 眼睑与角膜粘连

Adhesion of the tarsi 睑板粘连

Adipose of fleshly thickening of cornea 角膜脂肪增生

Albugo 角膜白锈菌病

Amaurosis 黑朦（黑内障）

Amenorrhea 闭经

Amputation at the shoulder joint 肩关节截肢

Anassarca 全身水肿

Anchylosis of（elbow, knee, jaw）（肘关节，膝关节，颚关节）僵硬

Aneurism 动脉瘤

Aneurism axillary 腋动脉瘤

Aneurism of superior cervical artery 颈动脉瘤

Angina pectoris 心绞痛

Anomalous 外形异常

Aphonia 失音症

Carcinoma of (female) breast 女性乳腺癌

Cancer of eyelids 眼睑癌

Cancer of face 面部恶性肿瘤

Cancer of penis 阴茎癌

Cancer of the eye 眼癌

Carcinoma of the face 面部癌

Carcinoma of the lips 唇癌

Carcinoma of the tongue 舌癌

Caries of acetabulum 髋臼骨疽

Caries of cervical vertebre 颈椎骨疽

Caries of femur 股骨骨疽

Caries of inferior maxilla 下颌骨骨疽

Caries of os calcis 跟骨骨疽

Caries of os coste 肋骨骨疽

Caries of os femoris 股骨骨疽

Caries of os fronis 额骨骨疽

Caries of os humeri 肱骨骨疽

Caries of os sternum 胸骨骨疽

Caries of radius 桡骨骨疽

Caries of radius and ulua 尺桡骨骨疽

Caries of scapula 肩胛骨骨疽

Caries of submaxillary 下颌骨骨疽

Caries of tibia 胫骨骨疽

Caries of ulna 尺骨骨疽

Caries of the lower jaw 下颌骨骨疽

Caries of trochanter major 大转子骨疽

Carbuncle 痈

Cataract 白内障

Cataracts congenital 先天性白内障

Cataracts lenticular 晶状体内障

Cauliflower excrescence of the uterus 子宫尖锐疣湿

Cephalalgia 头痛

Cephalgy 头痛

Chancre 硬下疳

Chlorosis 缺铁性贫血（萎黄病）

Chorea 舞蹈病

Choriza 鼻炎（应为 coryza）

Choroiditis 脉络膜炎

Chronic cystitis 慢性膀胱炎

Chronic Iritis 慢性虹膜炎

Chronic ophthalmia 慢性眼炎

Clonus palpitatio 阵挛性心悸

Closed anterior nares from small pox 天花导致的前鼻孔闭锁

Closed posterior nares from the fauces 口腔溃疡导致的后鼻孔闭锁

Closed pupil 瞳孔闭锁

Closed pupil with deposition of coagulable lymph 瞳孔闭锁伴淋巴凝固沉积

Closed pupil with deposition of lymph 瞳孔闭合伴淋巴沉积

Closed vagina after birth of a child 分娩后阴道闭锁

Club-foot 马蹄内翻足

Complete Amaurosis 完全性黑矇

Complete loss of one eye 单眼球缺失

Congenital tumor 先天性肿瘤

Conical cornea 圆锥形角膜

Conjunctivities 结膜炎

Constipation 便秘

Constitutional diseases 体质性疾病

Contraction of tendons 肌腱挛缩

Convulsions 惊厥

Cornitis 角膜炎

Croup 假膜性喉炎

Crupsis（cyanopsia）绿视症

Curvature of the ankle 踝关节弯曲

Curvature of the spine 脊柱弯曲

Curvature of the spine with paralysis 脊椎弯曲伴麻痹

Cutaneous diseases 皮肤病

Cutaneous tumors 皮肤肿瘤

Cynanchia 咽峡炎 （疑为 cynanche ）

Cystitis 膀胱炎

Day blindness 昼盲症

Deafness 耳聋

Deaf and dumb child 儿童聋哑症

Deafness with enlargement of the bones of the ear 失聪伴耳骨肿大

Deaf-dumbness 聋哑症

Deficiency of cerumen（Deficient cerumen） 耵聍缺乏

Dentition 龋齿

Deposition of cerumen 耵聍沉积

Diabetes melitis 糖尿病性颊炎

Diarrheea 腹泻

Diarrheea（chronic）慢性腹泻

Diplopia 复视

Disease of the caruacula lachrymalis 泪阜病

Diseases of abdominal organs 腹部器官疾病

Disease of antrum 鼻窦疾病

Disease of antrum maxillary 上颌窦病

Disease of chest from bursting of a gun 枪响导致的胸部不适

Diseases of circulatory organs 循环器官疾病

Diseases of genital organs 生殖器官疾病

Diseases of hip joint 髋关节病

Diseases of mastoid process 乳突病

Diseases of nervous system 神经系统疾病

Diseases of oeseous syetem 骨骼系统疾病

Diseases of organs of circulation 循环器官疾病

Diseases of osseous system 骨骼系统疾病

Diseases of respiratory organs 呼吸系统疾病

Diseases of the ear 耳病

Diseases of the face and throat 面部及咽喉疾病

Diseases of the eye 眼病

Disease of the heart 心脏病

Disease of the lower jaw 下颌病

Disease of the lower jaw with great tumefaction 下颌病伴极
度肿胀

Diseases of nervous system 神经系统疾病

Diseases of organs ofrespiration 呼吸器官疾病

Disease of the umbilicus 脐部疾病

Diseased gums 牙龈病

Dislocations 脱臼

Dislocations of radius（at the elbow）肘部桡骨脱臼

Dislocations of os humeri 肱骨脱臼

Dislocations of the femur 股骨脱臼

Encysted tumors 包囊性肿瘤

Enlargement of liver 肝肿大

（Chronic Ind. and）Enlargement of liver 长期消化不良与肝肿大

Enlargement of meatus 耳道扩张

Enlargement of parotid gland 腮腺肿大

Enlargement of spleen 脾肿大

Enlargement of testicle（Enlarged testicles）睾丸肿大

Enlarged tonsils 扁桃体肥大

Enteritis 小肠炎

Entropia 睑内翻

Ephora（Exophthalmos?）突眼症

Epilepsy 癫痫

Epiphora 泪溢

Epistaxis 鼻衄

Epulis 牙龈瘤

Erectile tumors 勃起组织瘤

Erysipelas 丹毒

Excision of tongue 舌切除

Excrecsence of the eyelids 眼睑赘生物

Exophthalmia 眼球突出症

Exostosis 外生性骨疣

Exostosis of the femur 股骨外生骨疣

Exostosis of lower jaw 下颌骨外生骨疣

Exostosis of os malae 外生骨疣

Exostosis of os mastoid process 乳突外生骨疣

False vision 伪视

Femoral hernia 股疝

Fever 发热

Fibrous tumor 纤维瘤

Finger-bitten off in a quarrel 争吵中被咬掉手指

Fistula of the trachea 气管瘘

Fistula in ano 肛瘘

Fistulaurethrae 尿道瘘

Fistulae mammae 乳腺瘘

Fistulas lacrymalis 泪腺瘘

Fistulous breasts 乳房瘘

Fractures 骨折

Fracture of both bones of the leg 双腿骨折

Fractures of radius and ulna 尺桡骨骨折

Fractured clavicle 锁骨骨折

Fungoid tumors 蕈样肿瘤

Fungus 海绵肿

Fungus haematodes 多血海绵肿

Fungus haematodes（of the arm）上肢多血海绵肿

Fungus of the testicle 睾丸海绵肿

Furunculus 疖

Gangrene 坏疽

Gastritis 胃炎

Gastrodynia 胃痛

General and constitutional diseases 全身性及体质性疾病

Glandular tumors 腺瘤

Glaucoma 青光眼

Glotitis 舌炎 （应为 glossitis）

Goitre 甲状腺肿

Gonorrhea 淋病

Gout 痛风

Granulations（of the lids）眼睑肉芽形成

Gravel 尿砂症

Gunshot 枪伤

Gunshot wounds 创伤/枪伤

Haematuris 血尿症

Haemoptysis 咳血

Hare lips 唇裂

Hemiphlegia 偏瘫

Hemoptisis 咯血

Hypertrophy of the heart 心脏肥大

Hysteria 癔病

Ichthyosis（hereditary）鱼鳞病

Icterus 黄疸

Idiocy 痴呆症

Iliac passion 肠梗阻

Imperfect cornea at birth, the aclerotica extending into its place 角膜先天缺陷，巩膜伸展到角膜位置

Imperfect external ear 外耳缺陷

Imperforate anterior nares from small-pox 天花导致的前鼻孔闭锁

Imperforate anus（congenital）肛门（先天性）闭锁

Imperforate auditory foramen 耳孔闭锁

Imperforate vagina（congenital）阴道（先天性）锁闭

Impetigo 脓疱病

Impotence 阳痿

Insanity 精神病

Incised wound 切割伤

Incisted tumor 肿瘤（已切开）

Indolent ulcer of the foot with elephantiasis 足慢性溃疡伴象皮肿

Influenza 流感

Inguinal hernia 腹股沟疝

Injuries（various）外伤

Injuries of the eye 眼外受伤

Injuries in the eye from the bamboo 竹子所致的眼外伤

Injury from a blow 击伤

Injury from violent exercise 剧烈运动导致的外伤

Injury of the prostate gland 前列腺损伤

Intermittent fever 间歇热

Iritis 虹膜炎

Keloids 瘢痕瘤

Laryngitis 喉炎

Lepra 麻风

Lepra vulgaris 寻常麻风

Lepra nigricans 麻风（皮肤发黑）

Leucoma 角膜白斑

Leucorrhea 白带异常

Lichen agrarius 疱疹性苔藓

Lichen circinatus 断发癣

Lichen giratus 环形苔藓（giratus 疑为 gyratus）

Lichen palmaris 手掌癣

Lichen（various）苔藓病

Lipoma 脂肪瘤

Lipoma of the cheeks 面颊脂肪瘤

Lipoma of the nose 鼻脂肪瘤

Lippitudo 睑缘炎

Loss of one eye 单眼球缺失

Loss of both eyes 双眼球缺失

Loss of membrani tympani 鼓膜丧失

Loss of power of smell 嗅觉丧失

Lumbago 腰痛

Lumbar abscess 腰部脓肿

Lupus 狼疮

Luxation of the lower jaw 下颌脱臼

Macule 黄斑

Malformation of female pelvis 女性骨盆畸形

Malformation of the meatus (auditories) 耳道畸形

Malformation of thorax 胸腔畸形

Malignant polypus of the nose 恶性鼻息肉

Malignant ulcer of the upper lid 上睑恶性溃疡

Marasmus 消瘦症

Maternae 痣

Measles 麻疹

Meatus auditorius wanting 耳道缺陷

Nervous affection of the ears 耳神经性疾病

Neuralgia 神经痛

Night blindness 夜盲

Nodes 硬结肿

Noli me tangere 侵蚀性溃疡

Noli me tangere of the breast 乳腺侵蚀溃疡

Noli me tangere of the eye 眼侵蚀性溃疡

Noli me tangere of the face 面部侵蚀性溃疡

Noli me tangere of the lids 眼睑侵蚀性溃疡

Nyctalopia 夜盲症

Obliteration of nares 鼻孔闭锁

Obstruction of Eutachian tube Otorrbea 咽鼓管梗阻

Obstruction of lacrymal duct 泪管梗阻

Obstruction of nasal duct 鼻泪管阻塞

Obstruction of salivary ducts 涎腺导管梗阻

Onyx 眼前房积脓

Opacity of the cornea 角膜混浊

Opacity and vascularity of the cornea 角膜混浊与血管形成

Ophthalmitis 眼炎

Ophthalmia nervous（nervorum） 神经性眼炎

Ophthalmia tarsi 睑板腺炎

Ophthalmia variola 天花性眼炎

Opium mania 鸦片成瘾

Osteo-sarcoma 骨肉瘤

Osteo-sarcoma of lower jaw 下颌骨肉瘤

Otitis 耳炎

Otorrhoea 耳漏

Ovarian disease 卵巢病

Ovarian dropsy 卵巢水肿

Palpitation of the heart 心悸

Panis 血管翳（应为 pannus）

Paralysis 麻痹

Paralysis of the arm 手臂麻痹

Paralysis of the muscles of the lid 眼睑肌无力

Paranychia 甲沟炎（应为 paronychia）

Paraphlegia 截瘫

Paraphymosis 包茎嵌顿

Parotitis 腮腺炎

Partial Amaurosis 部分性黑矇

Partial closure of anterior nares from small-pox 天花导致的前鼻孔不完全闭锁

Pasy shaking 震颤（帕金森病）

Periostitis 骨膜炎

Phthisis（pulmonalis）肺结核

Phymosis（natural）包皮过长

Pleurisy 胸膜炎

Pneumonia 肺炎

Polydipsis and polyurisis 烦渴与多尿症

Polypi of the nose（benign）鼻息肉（良性）

Polypi of the nose（malignant）鼻息肉（恶性）

Polypus of the ear 耳息肉

Porrigo 头疮（头癣）

Presbyopia 远视

Preternatural and diseased growths, etc. 异常与病理赘生物及其他

Preternatural growths, etc. 异常赘生物及其他

Preternatural growth from the lower portion of the orbit and near the external angle of the right eye, resembling a congeries of veins 源于右眼眶下部外眼角附近的异常增长，类似静脉聚集体

Procidentia iridis 虹膜脱垂

Prolapsus ani 脱肛

Prolapsus uteri 子宫脱垂

Prurigo formicans 蚁走样痒疹（应为 formicant）

Psoas abscess 腰肌化脓

Psoriasis 银屑病

Pterygia 翼状胬肉

Pterygium 翼状胬肉

Ptosis 上睑下垂

Punctared wound 刺伤

Purulent ophthalmia 化脓性眼炎

Quivering lid（eyelids）眼睑震颤

Ranulae 舌下囊肿

Renitis 肾炎

Rent ear 耳撕裂伤

Rhenitis 鼻炎

Rheumatic ophthalmia 风湿性眼炎

Rheumatism 风湿病

Rickets 佝偻病

Salacity 好色

Salivary fistule 涎腺瘘

Sarcomatous tumors 肉瘤样肿瘤

Scabies 疥疮

Sciatica 坐骨神经痛

Scirrhus of breast 乳腺硬癌

Scirrhous of the uterus 子宫硬癌

Scirrhous testicle 睾丸硬癌

Sclerotitis 巩膜炎

Scrofula 淋巴结核

Senilis arcus 老年性角膜环

Scrofulous ophthalmia 淋巴结核性眼炎

Serectile tumors 勃起组织瘤

Semblepheron 眼球粘连

Singular enlargement in the left iliac region 左腹股沟区异常
肿大

Small pox 天花

Spina bifida 脊柱裂

Spina ventosis 脊柱强直性痉挛

Splenitis 脾炎

Staphyloma 葡萄肿

Staphyloma cornea 角膜葡萄肿

Staphyloma iridis 虹膜葡萄肿

Staphyloma sclearotica 巩膜葡萄肿

Steatomatous tumors 皮脂腺囊肿

Stone 结石症

Stone in the bladder 膀胱结石

Strabismus 斜视

Stricture of urethra 尿道狭窄

Symblepharon 睑球粘连

Synechia anterior 虹膜前粘连

Ulcerated tumor 肿瘤溃烂

Ulceration and perforation of thepalate 腭部溃疡穿孔

Ulcer of the ear 耳溃疡

Ulcers（chiefly of lower in extremities）溃疡（主要位于四肢末端）

Ulear of membrana tympani 鼓膜溃疡

Ulear of rectum 直肠溃疡

Ulear testicle 睾丸溃疡

Umbilical hernia 脐疝

Urinary calculi 尿路结石

Urinary calculus（stone in the bladder, removed）（可排出）泌尿系结石

Varioloid 假性天花

Various 皮肤杂症

Various Ulcers 各类溃疡

Varix 静脉曲张

Ventral hernia 腹部疝

Veruccae 疣

Vitaligo 白癜风

Wart filling one nostril 疣赘堵塞鼻孔

Warts of glans penis 阴茎光疣

外国人名索引

Colledge, Thomas R. 郭雷枢

Cooper 库珀

Cox 考克斯

Cullen, J. 卡伦

Diver 戴弗

Dorsey 多尔西

George Chinnery 乔治·钱纳利

George Thomas Staunton 乔治·托马斯·斯当东

Grant 格兰特

Green 格林

Guilbert 吉尔伯特

Heard, A. 赫德

Henry Halford 亨利·哈尔福德

Howqua 浩官（伍秉鉴）

Howqua 浩官（伍绍荣）

James Jackson 詹姆斯·杰克逊

Jardine, W. 渣甸

John Abercrombie 约翰·阿伯克龙比

John Robert Morrison 马儒翰

医院、机构与报刊书籍索引

译后记

　　1835 年 11 月，美国首位来华开展医疗传教的基督新教传教士伯驾医生（Rev. Peter Parker，1804—1888）在广州十三行新豆栏街七号丰泰行以每年500 美元的租金承租商行浩官伍绍荣的房舍，开办中国境内第一家现代化医院——广州眼科医局（Ophthalmic Hospital at Canton）。伯驾在华义务行医过程中于 1838 年发起组建"中国医药传教会"（又名"中华医学传道会"）。1855 年，在华传教士医生嘉约翰博士（Rev. John Glasgow Kerr）接替伯驾经营广州眼科医局并更名为广州博济医院。伯驾创办的广州眼科医局与中华医学传道会及其在华医疗活动，对于西方医学入华和中西医的融合发展产生重要影响。1844 年 2 月，顾盛（Caleb Cushing）率领美国使团来华，与清政府商定中美不平等条约《望厦条约》，伯驾被聘为使团顾问和翻译。1855 年春天，伯驾被任命为美国驻华公使，从此伯驾离开广州眼科医局并投身于中美外交事务，成为 19 世纪中期身兼传教士、翻译家和外交官三重身份的中美关系的关键人物。

伯驾将广州眼科医局所诊治的病例及其经营情况记录下来，以独立的小册子形式在澳门和广州不定期出版，有时候间隔 3 个月，有时半年或者更长周期才公布于众；同时刊登在《中国丛报》（The Chinese Repository，1832—1851）上，形成《广州眼科医局季度报告》（The Quarterly Reports of the Ophthalmic Hospital at Canton）专栏 [《中国丛报》第四卷第十期（1836 年 2 月）至第十九卷第五期（1850 年 5 月）连载 15 份《广州眼科医局季度报告》]，勾勒出一幅广州眼科医局医务工作的图画并记录伯驾如何使医局的就医程序科学化。

本书的翻译和出版工作是团队辛勤工作的结晶，三位译者经过数年的翻译、校译和查证，完成此稿。除了完成自己的翻译任务，王红波女士在工作之余先后两遍校译书稿，查证译稿中"难啃"的医学术语和病理描述，为本书翻译给予有力支持。广东外语外贸大学高级翻译学院王秀芬同学对书稿进行细致入微的校译和补正，排除翻译文本中的诸多疑点，保证译文顺利定稿。对她们倾注的大量劳动和辛勤付出，译者团队表示衷心的感谢！

在这里，译者要特别感谢中央编译出版社诸位编辑。从书稿的策划与编校，到诸多细节和遗留问题的查证与解决，再到出版过程的各环节，他们一直默默打造和润色这部书稿。厚重的校译稿中密密麻麻的圈点符号和改写字迹凝结着出版社编辑们的汗水和智慧，向他们致以真诚的感谢！

广东外语外贸大学　王海

2023 年 12 月 29 日